Fundamentos da farmacologia

base dos fármacos aplicados à saúde

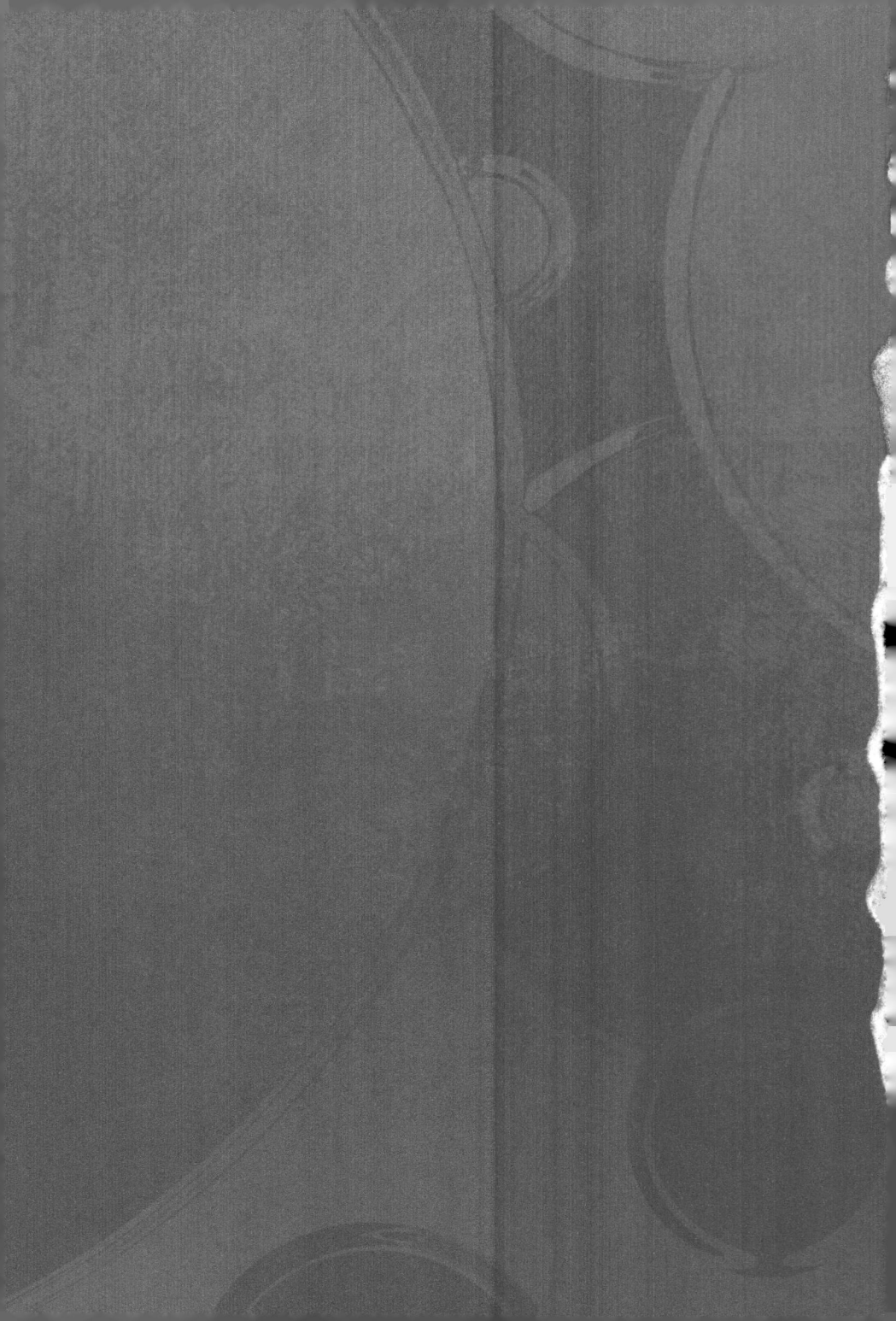

Fundamentos da farmacologia

base dos fármacos aplicados à saúde

Deborah Galvão Coelho da Silva
Vinícius Bednarczuk de Oliveira

intersaberes

inter saberes

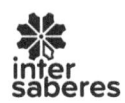

Rua Clara Vendramin, 58 . Mossunguê
CEP 81200-170 . Curitiba . PR . Brasil
Fone: (41) 2106-4170
www.intersaberes.com
editora@intersaberes.com

Conselho editorial
Dr. Alexandre Coutinho Pagliarini;
Drª Elena Godoy; Dr. Neri
dos Santos; Dr. Ulf Gregor Baranow

Editora-chefe
Lindsay Azambuja

Gerente editorial
Ariadne Nunes Wenger

Assistente editorial
Daniela Viroli Pereira Pinto

Preparação de originais
Rodapé Revisões

Edição de texto
Palavra do Editor
Guilherme Conde Moura Pereira

Capa
Débora Gipiela (design)
Oleksiy Mark/Shutterstock (imagem)

Projeto gráfico
Allyne Miara

Diagramação
Fabio Vinicius da Silva

Responsável pelo *design*
Débora Gipiela

Iconografia
Sandra Lopis da Silveira
Regina Claudia Cruz Prestes

Dados Internacionais de Catalogação na Publicação (CIP)
(Câmara Brasileira do Livro, SP, Brasil)

Silva, Deborah Galvão Coelho da
  Fundamentos da farmacologia: base dos fármacos aplicados à saúde/Deborah Galvão Coelho da Silva, Vinícius Bednarczuk de Oliveira. Curitiba: InterSaberes, 2021.

  Bibliografia.
  ISBN 978-85-227-0361-6

  1. Farmacologia I. Oliveira, Vinícius Bednarczuk de. II. Título.

21-73489   CDD-615.1

Índice para catálogo sistemático:
1. Farmacologia   615.1
        Cibele Maria Dias – Bibliotecária – CRB-8/9427

Foi feito o depósito legal.
1ª edição, 2021.

Informamos que é de inteira responsabilidade dos autores a emissão de conceitos.

Nenhuma parte desta publicação poderá ser reproduzida por qualquer meio ou forma sem a prévia autorização da Editora InterSaberes.

A violação dos direitos autorais é crime estabelecido na Lei n. 9.610/1998 e punido pelo art. 184 do Código Penal.

Sumário

Apresentação 8
Como aproveitar ao máximo este livro 10

Capítulo 1
Fundamentos da farmacologia 12
   1.1 Breve histórico da farmacologia 15
   1.2 Áreas da farmacologia 17
   1.3 Origem dos fármacos 18
   1.4 Farmacocinética 23
   1.5 Farmacodinâmica 28
   1.6 Farmacocinética *versus* farmacodinâmica 31
   1.7 Efeitos indesejados de fármacos 33

Capítulo 2
Fármacos que atuam no sistema nervoso central 40
   2.1 Agentes anestésicos 43
   2.2 Ansiolíticos 49
   2.3 Antidepressivos 50
   2.4 Neurolépticos 53
   2.5 Opiáceos (opioides) 55

Capítulo 3
Fármacos que atuam no sistema cardiorrespiratório e no trato gastrointestinal 62
   3.1 Sistema circulatório 65
   3.2 Fármacos que atuam no coração 72
   3.3 Diuréticos 73
   3.4 Fármacos que atuam no sistema respiratório 77
   3.5 Fármacos que agem no trato gastrointestinal 81

Capítulo 4

Fármacos que atuam no sangue, nos órgãos hematopoiéticos, na inflamação e na antinocicepção 86

    4.1 Fármacos utilizados em doenças do sangue 88
    4.2 Fármacos que agem no sistema hematopoiético 96
    4.3 Fármacos anti-inflamatórios não esteroidais 98
    4.4 Fármacos antinociceptivos 100

Capítulo 5

Fármacos que atuam no sistema endócrino 106

    5.1 Eixo hipotálamo-hipófise 109
    5.2 Hormônios tireoidianos 112
    5.3 Antiestrogênio e antiproestrogênio 112
    5.4 Inibidores da aromatase 114
    5.5 Diabetes *mellitus* 115

Capítulo 6

Fármacos quimioterápicos e vacinas 128

    6.1 Antibacterianos 130
    6.2 Antifúngicos 138
    6.3 Antivirais 142
    6.4 Antiparasitários 145
    6.5 Vacinas 148

Considerações finais 155
Referências 156
Respostas 161
Sobre os autores 165

Apresentação

A farmacologia é uma área fundamental das ciências da saúde. É por meio dela que compreendemos o efeito dos medicamentos em nosso organismo e a forma como eles podem ser utilizados como recurso terapêutico na prevenção, no alívio e na cura das diversas doenças que acometem o ser humano.

No Capítulo 1, apresentamos uma introdução à farmacologia, incluindo os conceitos básicos utilizados na área, um breve histórico de seu desenvolvimento e as etapas da farmacocinética e da farmacodinâmica, com destaque para as fases que estão diretamente relacionadas ao efeito do fármaco no organismo humano: absorção, distribuição, biotransformação, efeito farmacológico e excreção.

No Capítulo 2, tratamos dos fármacos com ação no sistema nervoso central – anestésicos, ansiolíticos, antidepressivos, neurolépticos e opiáceos –, descrevendo seus efeitos sobre o organismo humano.

No Capítulo 3, abordamos os fármacos que atuam no sistema cardiorrespiratório e no trato gastrointestinal, entre os quais estão os diuréticos e os que têm ação no sistema circulatório, no coração e no sistema respiratório. Além disso, apresentamos como esses fármacos interagem com o sistema biológico e promovem o efeito terapêutico.

No Capítulo 4, examinamos os fármacos que atuam no sangue, nos órgãos hematopoiéticos, na antinocicepção e na inflamação, com o objetivo de analisar seus efeitos farmacológicos e sua utilização.

No Capítulo 5, enfocamos os fármacos que atuam no sistema endócrino e seus efeitos sobre as atividades metabólicas do organismo.

Por fim, no Capítulo 6, apresentamos os fármacos com efeitos quimioterápicos, além de abordarmos aqueles com ação sobre bactérias, fungos, vírus e parasitas. Discorremos, ainda, sobre as vacinas e a importância delas na saúde coletiva.

Procuramos reunir neste livro, de forma organizada, as principais classes de fármacos estudadas ao longo da formação acadêmica e utilizadas pelos profissionais da área da saúde. Esperamos que o material contribua para a compreensão dos efeitos dos fármacos no organismo humano e que, desse modo, estes possam ser usados com segurança e com garantia de eficácia terapêutica.

Bons estudos!

Como aproveitar ao máximo este livro

Empregamos nesta obra recursos que visam enriquecer seu aprendizado, facilitar a compreensão dos conteúdos e tornar a leitura mais dinâmica. Conheça a seguir cada uma dessas ferramentas e saiba como estão distribuídas no decorrer deste livro para bem aproveitá-las.

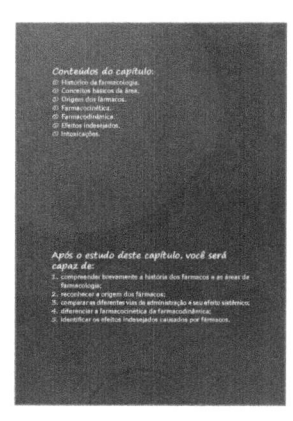

Conteúdos do capítulo:

Logo na abertura do capítulo, relacionamos os conteúdos que nele serão abordados.

Após o estudo deste capítulo, você será capaz de:

Antes de iniciarmos nossa abordagem, listamos as habilidades trabalhadas no capítulo e os conhecimentos que você assimilará no decorrer do texto.

Síntese

Ao final de cada capítulo, relacionamos as principais informações nele abordadas a fim de que você avalie as conclusões a que chegou, confirmando-as ou redefinindo-as.

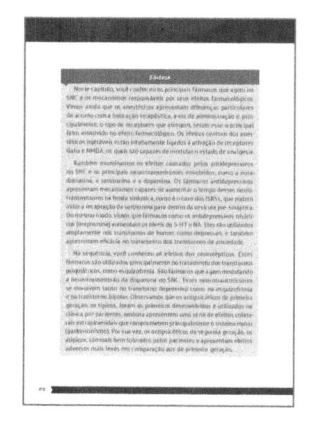

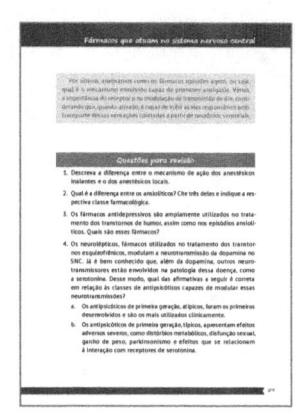

Questões para revisão

Ao realizar estas atividades, você poderá rever os principais conceitos analisados. Ao final do livro, disponibilizamos as respostas às questões para a verificação de sua aprendizagem.

Questões para reflexão

Ao propormos estas questões, pretendemos estimular sua reflexão crítica sobre temas que ampliam a discussão dos conteúdos tratados no capítulo, contemplando ideias e experiências que podem ser compartilhadas com seus pares.

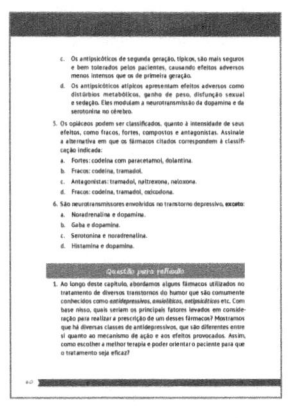

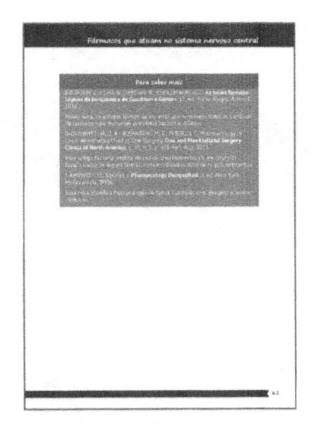

Para saber mais

Sugerimos a leitura de diferentes conteúdos digitais e impressos para que você aprofunde sua aprendizagem e siga buscando conhecimento.

Capítulo **1**

Fundamentos da farmacologia

Vinícius Bednarczuk de Oliveira

Conteúdos do capítulo:
- Histórico da farmacologia.
- Conceitos básicos da área.
- Origem dos fármacos.
- Farmacocinética.
- Farmacodinâmica.
- Efeitos indesejados.
- Intoxicações.

Após o estudo deste capítulo, você será capaz de:
1. compreender brevemente a história dos fármacos e as áreas da farmacologia;
2. reconhecer a origem dos fármacos;
3. comparar as diferentes vias de administração e seu efeito sistêmico;
4. diferenciar a farmacocinética da farmacodinâmica;
5. identificar os efeitos indesejados causados por fármacos.

Farmacologia, palavra originada da junção dos termos gregos *pharmakos* (droga) e *logos* (estudo), refere-se à ciência que estuda a ação e o efeito das drogas em organismos vivos e sua interação no sistema fisiológico. A farmacologia é dividida em muitas áreas, que compreendem a origem do medicamento (em que se incluem pesquisa e desenvolvimento, testes laboratoriais e clínicos), a prescrição e a adesão ao tratamento. Desse modo, caracteriza-se por abranger diferentes mecanismos e sistemas que compartilham o mesmo objetivo, que é elucidar as características e os mecanismos particulares dos fármacos e suas classes terapêuticas.

Para possibilitarmos uma melhor compreensão dos conteúdos deste livro, no Quadro 1.1 apresentamos as principais terminologias utilizadas na farmacologia.

Quadro 1.1 – Terminologias utilizadas na farmacologia

Terminologia	Significado
Fármaco	Substância química de estrutura conhecida, que não seja um nutriente ou um ingrediente essencial da dieta, a qual, quando administrada a um organismo vivo, produz um efeito biológico. Fármacos podem ser substâncias químicas sintéticas, substâncias químicas obtidas de plantas ou animais ou produtos de engenharia genética (Rang et al., 2016).
Medicamento	Preparação química que, em geral – mas não necessariamente –, contém um ou mais fármacos, administrado com a intenção de produzir determinado efeito terapêutico (Rang et al., 2016).
Droga	No jargão atual, a palavra *droga* é frequentemente associada a substâncias que causam dependência, que são narcóticas ou que alteram a consciência – uma infeliz conotação negativa que leva a uma opinião preconceituosa contra qualquer forma de terapia química (Rang et al., 2016). Porém, droga é toda e qualquer substância de origem natural ou sintética que, interagindo com um organismo, tem capacidade de modificar suas funções.
Remédio	Qualquer substância ou recurso usado para combater uma enfermidade. Termo muito utilizado popularmente para fazer referência a medicamento. Porém, na condição de recurso, acupuntura, corrida, exercícios, alongamentos, terapias, entre outros, são exemplos de remédios.
Dose	Quantidade de uma droga que, quando administrada no organismo, produz um efeito terapêutico.
Concentração	Quantidade de substância(s) ativa(s) ou inativa(s) em determinada unidade de massa ou volume do produto.

Fundamentos da farmacologia

1.1 Breve histórico da farmacologia

A farmacologia pode ser definida como o estudo dos efeitos dos fármacos no funcionamento de sistemas vivos. Baseada nos princípios da experimentação, a farmacologia nasceu como ciência por volta do século XIX, caracterizando-se como uma das novas ciências biomédicas. Antes disso, nos primórdios da civilização, quando o homem, por meio da observação dos animais, utilizava remédios à base de ervas, farmacopeias foram redigidas, embora sem embasamento científico. Um documento histórico que vale ressaltar na história é o Papiro de Ebers, datado de aproximadamente 1550 a.C., que contém mais de 700 formulações, além de uma descrição detalhada do sistema circulatório.

A farmacologia surgiu da necessidade de melhorar a intervenção terapêutica realizada pelos médicos que, antigamente, focalizavam a observação clínica e o diagnóstico, porém prescreviam tratamentos ineficientes. A compreensão do efeito do fármaco no organismo humano começou a se estruturar com base nos fundamentos da fisiologia, da patologia e da química. Os primeiros farmacologistas concentravam os estudos nos fármacos derivados de plantas, tendo sido pela química orgânica sintética que os avanços nos estudos da farmacologia começaram a despontar.

Com o desenvolvimento da química sintética nas indústrias farmacêuticas no início do século XX, a farmacologia avançou em paralelo com o surgimento de medicamentos barbitúricos, anestésicos locais e drogas antimicrobianas (sulfonamidas e penicilina). Cada descoberta de novas classes de fármacos trouxe aos farmacologistas um novo desafio. E foi então que a farmacologia realmente estabeleceu sua identidade e seu *status* entre as ciências biomédicas. Em conjunto, a fisiologia também fez rápidos progressos, principalmente em relação aos mediadores químicos, como os hormônios, os neurotransmissores e os mediadores inflamatórios, que foram descobertos naquela época. A relação entre fisiologia e farmacologia na percepção de que a comunicação química desempenha papel crucial em praticamente todos os mecanismos de regulação de nosso organismo foi fundamental. O Quadro 1.2 sintetiza alguns marcos importantes na história da farmacologia.

Quadro 1.2 – Marcos históricos importantes da farmacologia

± 1550 a.C.	Papiro de Ebers: descreve a utilização de várias drogas vegetais e apresenta um modelo detalhado do sistema circulatório.
460-377 a.C.	Hipócrates, o pai da medicina: compreende e descreve o diagnóstico de diversas doenças, propõe a teoria dos quatro humores corporais e apresenta a noção do processo saúde-doença.
± 50 d.C.	Dioscórides, o pai da farmacognosia: escreve a obra *De materia medica*, em cujo conteúdo há um total de 600 imagens que descrevem plantas e animais.
129-201 d.C.	Galeno, criador da fisiologia experimental: realiza várias descobertas com base em experimentos com macacos, como a distinção, no sistema nervoso cerebral, entre os nervos sensoriais e os nervos motores.
1493-1541 d.C.	Paracelso, médico e alquimista: faz diversas descobertas, com base nas quais enuncia: "Todas as substâncias são venenos, não existe nada que não seja veneno. Somente a dose correta diferencia o veneno do remédio".
1783-1855 d.C.	François Magendie: introduz na investigação médica a utilização sistemática do animal de laboratório.

1.2 Áreas da farmacologia

A farmacologia é uma área transversal com aplicação de conhecimentos multiprofissional. Diversas disciplinas se interligam com a farmacologia para elucidar as várias facetas envolvidas no estudo dos fármacos, como podemos visualizar na Figura 1.1.

Figura 1.1 – Áreas interligadas com a farmacologia

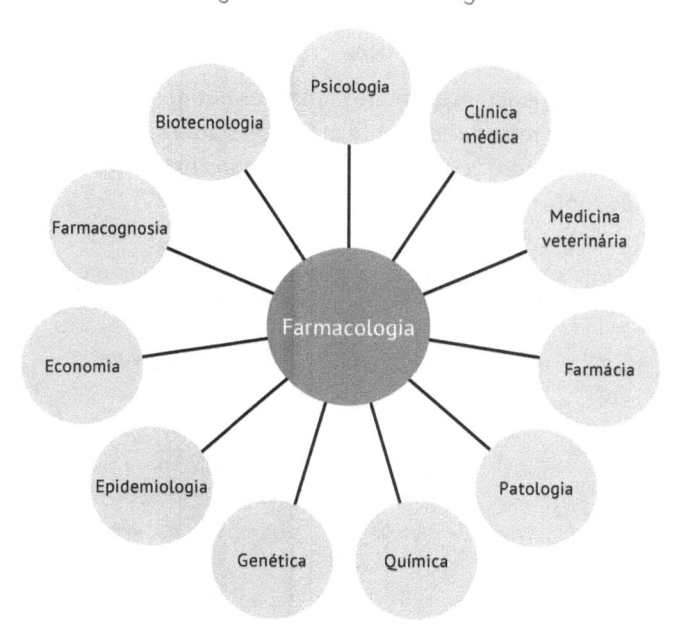

- Psicologia
- Clínica médica
- Biotecnologia
- Medicina veterinária
- Farmacognosia
- Farmácia
- Economia
- Patologia
- Epidemiologia
- Química
- Genética

Farmacologia

A compreensão da farmacologia depende da área de formação do profissional e da aplicação dessa ciência, ou seja, a praticabilidade da farmacologia é diferente para os estudantes de farmácia e nutrição, por exemplo. A área da farmácia estuda a farmacologia como um todo, considerando principalmente o uso e os efeitos adversos de medicamentos. Na área de nutrição, por sua vez, o estudo visa compreender especialmente as interações que os fármacos podem promover com os alimentos na dieta. Dessa forma, trata-se de uma ciência multidisciplinar com diversos enfoques e aplicações, com o objetivo principal de estudar os fármacos.

1.3 Origem dos fármacos

Os fármacos podem ter origens bem diversas, entre as quais estão as fontes naturais, como plantas, microrganismos (bactérias, fungos, entre outros), minerais e animais. Também há os fármacos modificados em laboratório, conhecidos como *semissintéticos*, e os fármacos denominados *sintéticos*, que são aqueles totalmente projetados e produzidos em laboratório. Nesse sentido, os medicamentos podem ser classificados, segundo a origem, como **naturais**, **semissintéticos** e **sintéticos**.

Historicamente, existem bastantes fármacos obtidos de fontes naturais que são utilizados terapeuticamente até os dias atuais, como a penicilina e a morfina. No Quadro 1.3, apresentamos alguns exemplos de fármacos extraídos de fontes naturais.

Quadro 1.3 – Exemplos de fármacos de fontes naturais

Fonte	Fármaco	Uso terapêutico
Clostridium botulinum / bactéria	Toxina botulínica A	Analgésico / estética
Penicillium spp. / fungo	Penicilina	Antibiótico
Veneno de jararaca / cobra	Captopril	Hipertensão e insuficiência cardíaca
Esponja do mar	Lufarolido	Citotóxico em células de linfoma humano
Atropa belladonna / espécie vegetal	Atropina	Anticolinérgico
Catharanthus roseus / espécie vegetal	Vimblastina e vincristina	Antitumoral
Salix alba / espécie vegetal	Salicilina	Anti-inflamatório
Papaver somniferum / espécie vegetal	Morfina	Hipnoanalgésico

A maior parte dos fármacos de origem biológica é produzida por meio de uma tecnologia chamada *DNA recombinante*, que modifica geneticamente uma célula para produzir uma proteína escolhida. A primeira vez que se utilizou essa tecnologia para a fabricação de um produto farmacêutico foi em 1982, quando as pessoas tiveram acesso à insulina humana produzida em cultura de uma bactéria geneticamente modificada. Entre os principais medicamentos produzidos por meio dessa tecnologia estão:

anticorpos monoclonais, citocinas, heparinas, hormônio do crescimento, insulina e trombolíticos.

Quanto às substâncias semissintéticas, trata-se de moléculas obtidas de fontes naturais que passam por modificações químicas e aprimoram o impacto terapêutico, minimizando efeitos adversos, melhorando a estabilidade, entre outros benefícios. No Quadro 1.4, apresentamos alguns exemplos de substâncias semissintéticas e as respectivas aplicações.

Quadro 1.4 – Exemplos de substâncias semissintéticas

Fonte	Substância	Aplicação
Papaver somniferum / espécie vegetal	Sulfato de morfina	Hipnoanalgésico
Acetilação da morfina	Heroína	Droga de abuso
Erythroxylum coca / planta	Cocaína	Droga de abuso
Claviceps purpurea / fungo	Bromocriptina	Tratamento de tumores da hipófise, doença de Parkinson, hiperprolactinemia, síndrome neuroléptica maligna e diabetes tipo 2
Taxus baccata / espécie vegetal	Paclitaxel	Antitumoral
Streptomyces aureofaciens / bactéria	Tetraciclina e doxiciclina	Antibióticos

As substâncias sintéticas são moléculas obtidas por modificações químicas realizadas em laboratório com o uso de uma ou mais substâncias químicas sintéticas. Essas substâncias sintéticas não são encontradas na natureza, embora muitas delas tenham tido como protótipo substâncias de origem natural na síntese de novos fármacos. No Quadro 1.5, listamos alguns exemplos de fármacos sintéticos e as respectivas aplicações.

Quadro 1.5 – Exemplos de substâncias sintéticas

Fármaco	Uso terapêutico
Ciprofloxacino	Antimicrobiano
Fluoxetina	Antidepressivo
Metilfenidato	Déficit de atenção, hiperatividade etc.
Norfloxacino	Antimicrobiano
Sulfonamida	Antimicrobiano

1.3.1 Ensaios clínicos

Os ensaios clínicos são uma das etapas fundamentais no desenvolvimento de novos medicamentos. Envolvem experimentação em seres humanos, o que implica aspectos de natureza ética que requerem uma avaliação cuidadosa em cada caso específico.

O processo de elaboração de um ensaio clínico engloba diversos procedimentos, entre os quais está a necessidade de avaliação dos riscos da intervenção ou da não intervenção no grupo placebo, contexto em que os benefícios potenciais do estudo devem ser considerados. Além disso, os princípios da voluntariedade e da confidencialidade da informação são fundamentais, sendo que os participantes devem estar informados da natureza da investigação, da metodologia, dos exames que serão realizados, do aspecto voluntário e da possibilidade de interromper e sair do estudo quando quiserem. Essas informações e o consentimento de participar devem ser documentados por escrito (Beller; Gebski; Keech, 2002).

Os protocolos dos ensaios clínicos são revisados e aprovados por um comitê de ética institucional, com o objetivo de avaliar a justificativa científica para a realização do estudo, a qualificação dos investigadores, a adequação dos protocolos e da documentação e os critérios de recrutamento e segurança dos participantes.

A pesquisa clínica é usualmente constituída por quatro fases: I, II, III e IV. Devemos ressaltar que, para estudar clinicamente um medicamento, ele já deverá ter sido aprovado em testes pré-clínicos, ou seja, aspectos de segurança são avaliados em animais de experimentação antes da aplicação dessa droga em seres humanos. Quando essa medicação está pronta para ser testada em seres humanos, as fases de investigação clínica têm início e seguem uma após a outra, até que o maior volume possível de informações sobre o medicamento seja obtido.

A seguir, o Quadro 1.6 indica os aspectos mais importantes e os principais objetivos das quatro fases de uma pesquisa clínica.

Fundamentos da farmacologia

Quadro 1.6 – Características das fases dos ensaios clínicos

	Fase I	Fase II	Fase III	Fase IV
Objetivo	Segurança e tolerabilidade	Eficácia e faixa de doses	Confirmação da eficácia	Eventos adversos, aderência, interações medicamentosas
Itens avaliados	Farmacocinética (forma farmacêutica, absorção, distribuição, biotransformação, excreção, biodisponibilidade, nível sérico), doses diferentes, reação adversa a medicamento (RAM), interações.	Eficácia na doença, dose eficaz, posologia (dose e frequência de dose), outros efeitos, mecanismo de ação	Definição da dose, posologia, eficácia na doença, segurança	Confirmação na prática, com informações reais de médicos especialistas por meio de tratamentos individuais Possíveis ajustes posológicos, conforme dados obtidos
Número de participantes	10-100	50-500	Poucas centenas a poucos milhares de participantes	Vários milhares de participantes
Tempo	Meses até 1 ano	1 a 2 anos	3 a 5 anos	Sem duração fixa
Custo	US$ 10 milhões	US$ 20 milhões	US$ 50 a 100 milhões	-

A fase IV também é conhecida como *fase de farmacovigilância*, com o objetivo de detectar possíveis reações adversas ao medicamento logo após seu lançamento, durante o uso pela população.

1.3.2 Vias de administração de fármacos

Um produto farmacêutico, quando formulado, é fabricado para garantir sua absorção e seu efeito terapêutico. Para que isso ocorra de modo eficaz, a via de administração e a forma farmacêutica são fundamentais no processo, assegurando que o medicamento chegue a seu local de ação e promova o efeito terapêutico esperado. Generalizando, podemos afirmar que a via de administração é a maneira pela qual a forma farmacêutica entra em contato com o organismo. Com base nisso, a forma farmacêutica deve ser adequada para cada via de administração. No Quadro 1.7, mostramos a correlação entre as vias de administração e as formas farmacêuticas.

Quadro 1.7 – Vias de administração e formas farmacêuticas

Via de administração		Forma farmacêutica	Breve explicação
Enteral	Oral	Comprimido, cápsula, pastilhas, drágeas, pós para reconstituição, gotas, xarope, solução oral, suspensão	São as vias de administração de fármacos por meio das quais ocorre a absorção pelo intestino.
	Sublingual	Comprimidos sublinguais	
	Retal	Supositórios	
Parenteral	Intradérmica	Soluções e suspensões injetáveis	São as vias por meio das quais não ocorre efeito de primeira passagem pelo fígado e o fármaco é distribuído pelo organismo, muitas vezes de forma rápida.
	Subcutânea		
	Intramuscular		
	Intravenosa		
Tópica	Pele e mucosas	Soluções tópicas, pomadas, cremes, loção, gel, adesivos	Por essas vias o efeito é local, ou seja, tópico.
	Ocular	Colírios e pomadas oftálmicas	
	Otológica	Gotas auriculares ou otológicas e pomadas auriculares	
	Vaginal	Comprimidos vaginais, cremes, pomadas, óvulos	
	Nasal	*Spray* e gotas nasais	
Via respiratória, pulmonar ou inalatória		Aerossol	O medicamento é aspirado pela boca ou pelas fossas nasais e carreado até os brônquios.

Fundamentos da farmacologia

Quando se administra um medicamento, é sempre necessário levar em consideração a forma farmacêutica. Com um medicamento administrado por via oral, por exemplo, o conteúdo do trato gastrointestinal ou mesmo a combinação com outros medicamentos podem afetar a quantidade e a rapidez com que o produto é absorvido. Desse modo, alguns medicamentos devem ser administrados em jejum, outros com alimentos, outros podem promover interações medicamentosas se administrados em conjunto e, em alguns casos, a via oral é contraindicada. Por isso, é fundamental conhecer o histórico do paciente, respeitar a via de administração e a forma farmacêutica de acordo com o que é descrito na bula do medicamento.

1.4 Farmacocinética

A farmacocinética é a área da farmacologia que estuda a disponibilidade do fármaco no organismo humano desde a administração, sendo dividida em quatro etapas: **absorção**; **distribuição**; **biotransformação** ou **metabolização**; e **excreção**. Todas essas etapas estão inter-relacionadas e apresentam processos diferentes.

As etapas de absorção e distribuição envolvem a passagem das moléculas do local de administração para o sangue (distribuição) e, posteriormente, a passagem das moléculas do sangue para os tecidos. A eliminação do medicamento pode ocorrer por biotransformação (efeito de primeira passagem) e pela passagem de moléculas do sangue para o exterior do corpo através da urina, da bile ou de outras vias.

Os benefícios terapêuticos de um fármaco são obtidos por meio de um medicamento dentro de uma janela terapêutica, em dosagens que se encontram em equilíbrio entre o efeito terapêutico e os efeitos nocivos (toxicidade). A faixa terapêutica depende de cada um dos fármacos; alguns apresentam uma estreita faixa terapêutica, em que pequenas variações na concentração da droga na corrente sanguínea são necessárias para resultar em toxicidade (ou nenhum efeito). Para manter as concentrações de fármacos dentro da faixa terapêutica, é necessário estudar a biodisponibilidade e os fatores que a influenciam, como: efeito de primeira passagem, solubilidade da droga, forma farmacêutica, características individuais do paciente (peso, idade, fatores genéticos, entre outros), que são aspectos essenciais na farmacocinética.

1.4.1 Absorção

A absorção é a primeira etapa da farmacocinética após a administração. Ela pode ser influenciada diretamente por diversos fatores, o que afeta a biodisponibilidade do fármaco. No contexto da farmacocinética, a biodisponibilidade é a fração do fármaco administrado que atinge a circulação sistêmica (sangue). A via de administração é um elemento muito importante na biodisponibilidade do fármaco.

Embora a administração do medicamento por via oral (entérica) seja a forma mais simples e mais comum de ser realizada, a biodisponibilidade é variável, havendo muitos fatores que influenciam a absorção do medicamento, como: tamanho molecular, solubilidade, grau de ionização, forma farmacêutica (por exemplo, comprimido, drágea, cápsula ou solução), natureza química do medicamento, local de absorção e até mesmo o conteúdo do sistema gastrointestinal.

O grau de vascularização afeta o início da ação: início lento da administração subcutânea, início intermediário da administração intramuscular e início rápido da administração intravenosa. A administração intramuscular requer difusão passiva (fármacos se difundem através da membrana celular de uma região de alta concentração – por exemplo, líquidos gastrointestinais ou músculos – para outra de baixa concentração – por exemplo, sangue) e, geralmente, exige um grau de solubilidade lipídica para atravessar a bicamada fosfolipídica e mover-se através do gradiente de concentração até o equilíbrio ser alcançado. Assim, a administração intramuscular apresenta absorção lenta e contínua de medicamentos.

Entre as vias de administração, a via intravenosa e a intra-arterial disponibilizam o fármaco diretamente para a circulação sistêmica, fornecendo 100% de biodisponibilidade, já que o fármaco se encontra na etapa de distribuição e não passa pela etapa de biotransformação.

1.4.2 Distribuição

A etapa de distribuição consiste no transporte do medicamento para o local da ação em concentração suficiente para gerar o efeito terapêutico. A distribuição envolve essencialmente o sistema circulatório, que distribui os fármacos para todos os tecidos, exceto o cérebro (por causa das barreiras da membrana). Dessa forma, levando-se em consideração que, para o fármaco chegar ao sítio de ação, ele depende do sangue, o fluxo sanguíneo através dos tecidos de determinado órgão e a facilidade com que o fármaco atravessa a membrana celular e penetra nas células de um tecido vão afetar a dose necessária (Hacker; Messer; Bachmann, 2009).

O grau de distribuição de um fármaco nos tecidos depende do grau de ligação que terá com as proteínas plasmáticas e os tecidos. No sangue, uma parte dos fármacos é transportada em solução como fármaco livre (sem ligação), e outra parte, com ligação reversível a componentes sanguíneos, como as proteínas plasmáticas e as células sanguíneas. Das diversas proteínas plasmáticas que interagem com os fármacos, as mais relevantes são a albumina, a alfa-1-glicoproteína ácida e as lipoproteínas. Em geral, os fármacos ácidos ligam-se mais extensivamente à albumina, e os fármacos básicos ligam-se de forma mais ampla à alfa-1-glicoproteína ácida, às lipoproteínas ou a ambas.

Apenas o fármaco livre está disponível para difusão passiva para os locais extravasculares ou teciduais em que ocorrem os efeitos farmacológicos. A concentração de fármaco livre no sangue determina a concentração do fármaco no local ativo e, desse modo, a eficácia. Na injeção intravenosa, por exemplo, a alta concentração plasmática inicial atinge o equilíbrio após a rápida entrada nas células com alta perfusão. Os tecidos mal perfundidos continuarão a concentrar a droga e, assim, diminuirão as concentrações plasmáticas. Por sua vez, as altas concentrações de fármaco em tecidos bem perfundidos diminuirão o tempo para alcançar o equilíbrio através das membranas.

1.4.3 Biotransformação ou metabolização

A biotransformação (metabolização) dos fármacos ocorre em grande parte no fígado, podendo ocorrer também nos rins, nos pulmões, na pele e no trato gastrointestinal. Um dos objetivos da biotransformação é efetuar a inativação de fármacos, porém alguns metabólitos são farmacologicamente ativos, às vezes muito mais que o composto original. Uma molécula inativa ou fracamente ativa que, após a biotransformação, se torne ativa é denominada *pró-fármaco*. Os pró-fármacos podem melhorar a absorção e até mesmo a ação terapêutica esperada do medicamento.

A biotransformação pode ocorrer por oxidação, redução, hidratação, hidrólise, conjugação, condensação ou isomerização; contudo, qualquer que seja o processo, o objetivo é facilitar a excreção do fármaco. O metabolismo envolve muitas enzimas que modificam a droga em várias células (por exemplo, no fígado, nos hepatócitos).

A maioria dos fármacos é formulada para ser lipossolúvel, de modo que eles possam atravessar as membranas da bicamada fosfolipídica e ser utilizados para absorção oral. Como os fármacos lipossolúveis também seriam reabsorvidos da urina após a eliminação, o metabolismo dos fármacos lipossolúveis em estruturas hidrossolúveis é necessário para uma eliminação renal eficaz.

Os processos de biotransformação podem compreender as fases I e II, como ilustra a Figura 1.2.

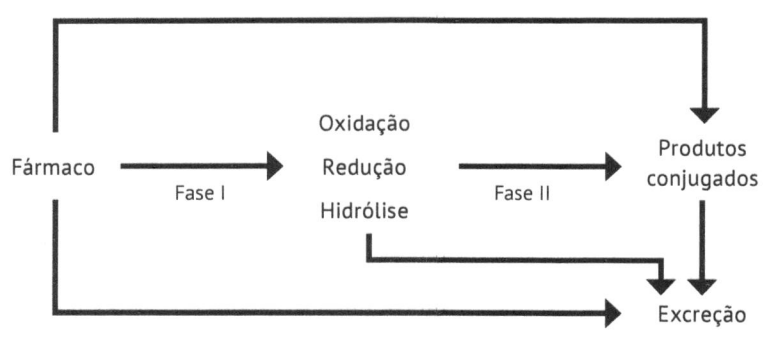

Figura 1.2 – Etapas de biotransformação de fármacos

```
                  Oxidação
                                              Produtos
Fármaco  ──────▶  Redução   ──────▶          conjugados
         Fase I                    Fase II
                  Hidrólise
                     │                            │
                     └──────────────────────▶   Excreção
```

As reações de **fase I** (oxidação, redução e hidrólise) podem ser referidas como de **pré-conjugação**. Os metabólitos derivados de fase I são altamente hidrossolúveis e muitas vezes inativos, sendo de fácil e rápida excreção pela urina. Geralmente, a oxidação adiciona um grupo polar à estrutura química de uma droga, acrescentando uma molécula de oxigênio (O); a redução, por sua vez, tende a adicionar uma molécula de hidrogênio (H); e a hidrólise adiciona água (H_2O). A **fase II** – ou reações de **conjugação** – consiste na ligação de aminoácidos, glutationa, por exemplo, ou de outro composto a um grupo funcional do fármaco original ou do metabólito resultante da fase I de metabolismo. A maioria dos medicamentos sofre metabolismo de fase I e fase II; no entanto, alguns medicamentos passam apenas pela fase I ou pela fase II.

Na etapa de biotransformação, o sistema enzimático mais importante da fase I é o citocromo P-450 (CYP450), uma família microssômica de isoenzimas com capacidade de catalisar a oxidação de muitos fármacos. As enzimas do citocromo P-450 podem ser induzidas ou inibidas por muitos fármacos e substâncias, podendo resultar em interações medicamentosas (Audi; Pussi, 2000), em que um fármaco exacerba a toxicidade ou reduz o efeito terapêutico de outro fármaco. Com o processo de envelhecimento natural, a capacidade do fígado para a metabolização por meio do sistema enzimático do citocromo P-450 é reduzida, em virtude da redução de volume e fluxo hepático. Dessa maneira, os fármacos biotransformados no fígado por esse sistema alcançam níveis mais elevados e apresentam meias-vidas prolongadas no idoso, sendo às vezes necessária a troca de um medicamento por outro pró-fármaco.

1.4.4 Excreção

A eliminação dos fármacos e metabólitos do organismo ocorre mediante vários mecanismos e de diferentes formas, entre elas a excreção pelos rins (urina), pelos pulmões, pelo suor, pelas glândulas lacrimais e salivares, pela mama (leite materno) e pelo tubo digestivo (fezes e secreção biliar). A mais comum é a renal. Alguns medicamentos podem ter eliminação fracionada por várias vias.

Em geral, a excreção pelas fezes ocorre no caso de substâncias ativas ingeridas por via oral e em grande parte não absorvidas pelo trato gastrointestinal ou no caso de metabólitos excretados ativamente pelo fígado através da bile e não reabsorvidos pela circulação êntero-hepática.

A excreção renal com a filtração dos glomérulos pode ser seguida de reabsorção tubular para reter os principais nutrientes e outras substâncias (por exemplo, aminoácidos e vitaminas) e até alguns medicamentos. Os medicamentos eliminados pelo sistema biliar podem ser reabsorvidos do intestino e devolvidos pela veia porta hepática (ciclo êntero-hepático). Em ambas as circunstâncias, a duração efetiva do efeito do medicamento é prolongada.

1.5 Farmacodinâmica

A farmacodinâmica é uma etapa fundamental no efeito terapêutico do fármaco, sendo a área da farmacologia que estuda os efeitos bioquímicos e fisiológicos dos fármacos no corpo, como o mecanismo de ação da droga e a relação entre concentração e efeito da droga. Generalizando, podemos afirmar que a farmacodinâmica consiste no modo como um medicamento interage quantitativamente com um receptor de medicamento para produzir uma resposta farmacológica (efeito). A farmacodinâmica, juntamente com a farmacocinética, ajuda a esclarecer a relação entre a dose e a resposta de um fármaco.

1.5.1 Receptores e ação dos fármacos

Para estudar a farmacodinâmica, é preciso considerar a ação dos receptores, que são definidos como qualquer molécula biológica com a qual um fármaco interage e produz uma resposta biológica. São exemplos de receptores as enzimas, os ácidos nucleicos e, principalmente, as proteínas estruturais, que atuam como receptores de fármacos ou de agonistas endógenos.

O efeito farmacodinâmico, conhecido também como *efeito farmacológico*, pode ser terapêutico e/ou causar toxicidade e é atribuído na interação do fármaco com os receptores, a qual altera a função do componente biológico envolvido, resultando na resposta do fármaco diante das alterações bioquímicas e fisiológicas.

Geralmente, os receptores dos fármacos estão localizados nas superfícies das células, podendo também estar situados nos compartimentos intracelulares específicos, como no núcleo. As alterações intracelulares iniciadas pelo complexo fármaco-receptor podem desencadear ações diretas ou indiretas; entretanto, normalmente, o fármaco funciona como agonista ou antagonista. Uma substância agonista ativa o receptor celular para produzir uma resposta semelhante, ao passo que uma substância antagonista bloqueia o ligante usual e, assim, inibe a resposta fisiológica.

A afinidade do fármaco pelo receptor (Figura 1.3) determina a concentração necessária para formar o máximo de complexos fármaco-receptores, os receptores que determinam as relações quantitativas entre a concentração de fármacos e os efeitos farmacológicos. Dessa forma, a teoria de ocupação dos receptores pelos fármacos pressupõe que a afinidade e a atividade são determinadas pela estrutura química do fármaco, isto é, quando um fármaco apresenta uma ocupação transitória no receptor biológico, ocorre a resposta farmacológica desejada; porém, quando existe a prolongação da ocupação do fármaco no receptor, uma toxicidade pode ser provocada.

Figura 1.3 – Especificidade de um fármaco pelo receptor

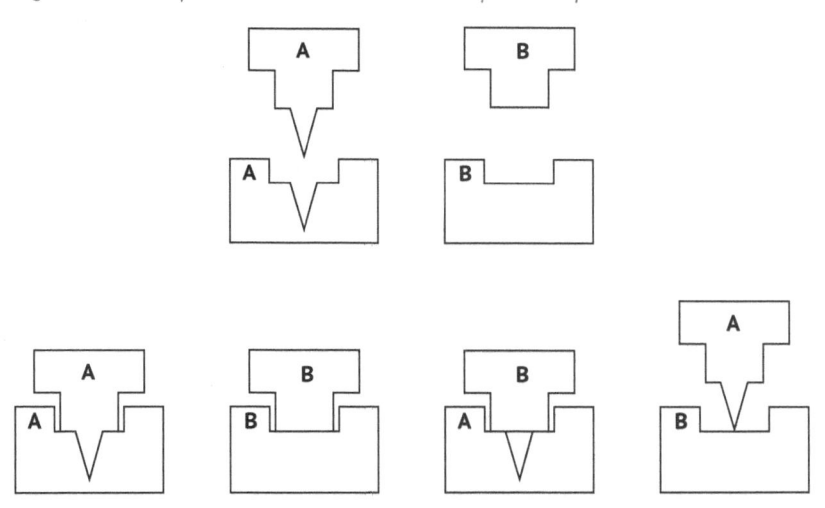

Nota: A estrutura do fármaco A permite a ligação apenas no receptor A. Diferentemente, a estrutura do fármaco B permite a ligação ao receptor A ou B. A conformação do fármaco A caracteriza-se de tal modo que pode ser considerado específico do receptor A.

Para muitos fármacos, o efeito farmacodinâmico está relacionado à dose/concentração: quanto maior é a dose, maiores são as concentrações de fármacos e mais intenso é o efeito farmacodinâmico. Resumindo, podemos considerar que, à medida que a concentração do fármaco aumenta, seu efeito farmacológico também aumenta, de forma que todos os receptores sejam ocupados (efeito máximo). Conforme a intensidade da resposta ao fármaco aumenta proporcionalmente às doses crescentes, ocorre o que conhecemos como *curva dose-resposta gradual*, com base na qual é possível determinar a **eficácia** e a **potência** de um fármaco.

A potência é uma medida da quantidade de fármaco necessária para produzir um efeito de determinada intensidade. Por sua vez, a eficácia é a magnitude da resposta que o fármaco produz quando interage com um receptor. A eficácia depende do número de complexos fármaco-receptores formados e da atividade intrínseca do fármaco (sua capacidade de ativar o receptor e causar a resposta celular). A eficácia é uma característica clinicamente mais útil do que a potência, pois um fármaco com maior eficácia é mais benéfico terapeuticamente do que um que seja mais potente.

Conhecer o índice terapêutico (IT) de um fármaco é fundamental para determinar a janela terapêutica. A relação entre as concentrações terapêuticas e tóxicas é chamada **IT do fármaco**, considerada uma medida da segurança do fármaco, pois valores elevados de IT indicam ampla margem entre a dose que é efetiva e a que é tóxica. O IT é uma medida indireta da toxicidade do fármaco, obtido com animais de laboratório, e está correlacionado com a margem de segurança deste.

Medicamentos que apresentam amplo espectro de IT têm uma ampla faixa de concentração que leva ao efeito requerido, pois as concentrações potencialmente tóxicas excedem nitidamente as terapêuticas. Essa faixa de concentração entre as doses mínima e máxima eficazes é denominada **janela terapêutica**. Vale ressaltar que, clinicamente, muitos fármacos dispõem de estreita janela terapêutica, apresentando concentrações terapêuticas próximas das concentrações tóxicas. Dessa forma, ressaltamos que, para esses fármacos, é necessário um monitoramento da dose e de seus efeitos clínicos, de modo a assegurar a eficácia sem toxicidade.

Outros fatores que vão contribuir para a ação dos fármacos incluem a especificidade, a seletividade e a afinidade, descritas a seguir:

- **Especificidade**: é a medida da capacidade de um receptor de responder a um único ligante. Dessa forma, a baixa especificidade geralmente resulta em respostas fisiológicas não direcionadas ou pretendidas pelo fármaco, como os efeitos adversos. No desenvolvimento de novos fármacos, não é incomum que alguns deles tenham ação teórica, e a baixa especificidade dessa ação prejudica a eficácia. Os fármacos que se ligam a um grupo limitado de receptores podem ser classificados como específicos; os fármacos que se ligam a muitos tipos diferentes de receptores, por sua vez, podem ser considerados não específicos.

- **Seletividade**: define a capacidade do receptor de distinguir os fármacos e tem as mesmas implicações que a especificidade.
- **Afinidade**: define a força da atração entre o fármaco e seu receptor. Uma alta afinidade está normalmente associada a uma menor dose requerida quando em comparação a fármacos com baixa afinidade pelo mesmo receptor.

Vários fatores podem alterar a biodisponibilidade relativa do fármaco no corpo, entre os quais estão a via de administração, a absorção, a biotransformação e a excreção, que alteram o efeito teórico do fármaco. A taxa de absorção da maioria dos fármacos depende do esvaziamento gástrico no intestino delgado; podemos concluir que o metabolismo rápido de um medicamento de alta potência pode baixar sua eficácia, ao passo que a absorção rápida, uma biotransformação mínima de primeira passagem e a excreção retardada do fármaco podem aumentar sua eficácia, apesar de a potência ser muito menor.

Não existe fármaco sintético ou natural perfeito, aquele que apresenta fácil administração, totalmente absorvido, não ligado ao plasma, de início rápido, eliminado espontaneamente, quimicamente estável, altamente seletivo e específico e com alta afinidade, potência e eficácia. Além disso, pode haver circunstâncias em que essas propriedades ideais não são desejadas, assim como a alta afinidade também pode causar uma ação prolongada que pode não ser desejável no efeito terapêutico. Desse modo, é necessário levar em consideração não só as questões ligadas ao fármaco, mas também aquelas ligadas ao organismo humano, como as genéticas, as patológicas e as fisiológicas.

1.6 Farmacocinética versus farmacodinâmica

Para que ocorra o efeito terapêutico necessário para a cura, o alívio ou a diminuição dos sintomas de determinada patologia, tanto a farmacocinética quanto a farmacodinâmica se constituem em processos fundamentais. Podemos afirmar que um é dependente do outro. Na Figura 1.4, apresentamos exemplos de fatores que podem interferir na resposta terapêutica.

Figura 1.4 – Exemplos de fatores que podem afetar a resposta terapêutica

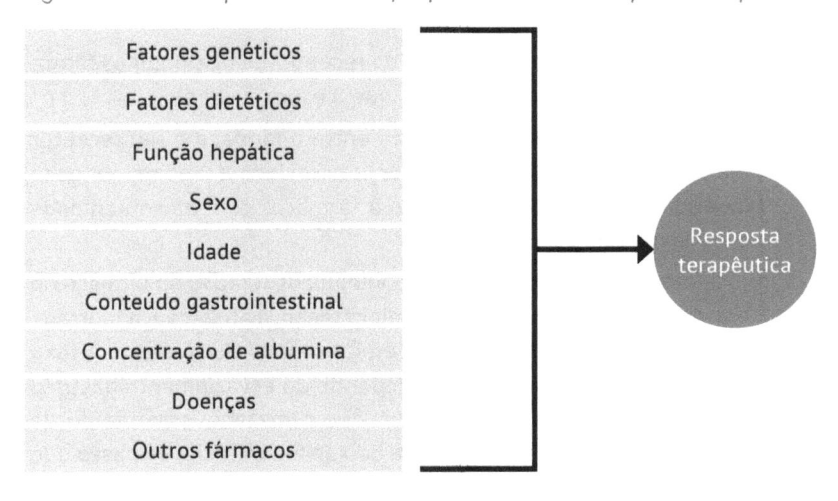

- Fatores genéticos
- Fatores dietéticos
- Função hepática
- Sexo
- Idade
- Conteúdo gastrointestinal
- Concentração de albumina
- Doenças
- Outros fármacos

→ Resposta terapêutica

Como mencionado, a farmacocinética e a farmacodinâmica são interdependentes na promoção do efeito terapêutico – qualquer dificuldade em uma das etapas pode acabar prejudicando a recuperação da saúde.

Figura 1.5 – Etapas da farmacocinética e da farmacodinâmica

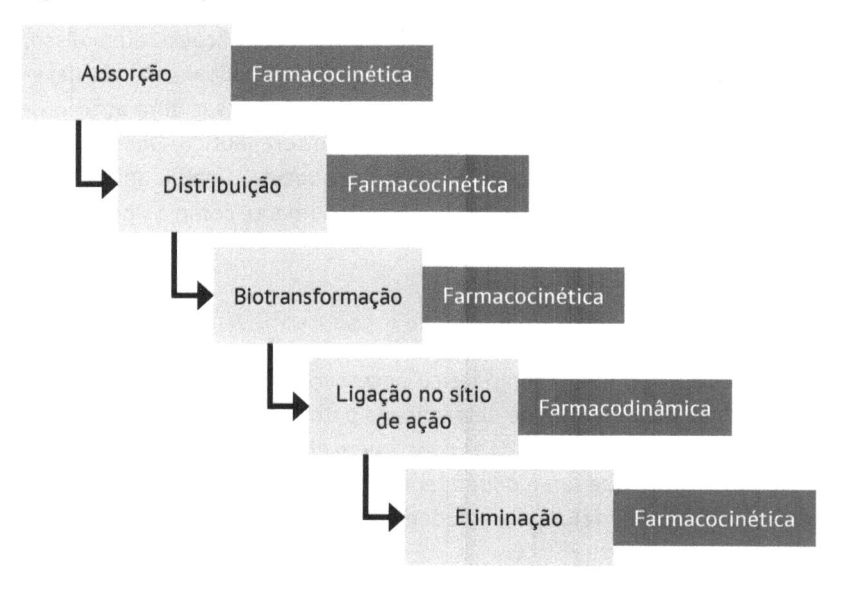

- Absorção — Farmacocinética
- Distribuição — Farmacocinética
- Biotransformação — Farmacocinética
- Ligação no sítio de ação — Farmacodinâmica
- Eliminação — Farmacocinética

Fundamentos da farmacologia

Na Figura 1.5, podemos visualizar de maneira esquemática as etapas e a ordem desses dois processos.

1.7 Efeitos indesejados de fármacos

Os efeitos indesejados de fármacos, conhecidos também como *reações adversas a fármacos/medicamentos* (RAFs/RAMs) ou *efeitos adversos ao fármaco* (EFAs), referem-se aos efeitos indesejáveis, desconfortáveis ou perigosos que um fármaco pode causar.

Para compreender os possíveis efeitos indesejados de fármacos, é preciso conhecer algumas terminologias (Rang et al., 2016):

- **Evento adverso**: é qualquer ocorrência médica desfavorável que pode ser observada durante o tratamento com um medicamento, mas que não apresenta, necessariamente, relação causal com esse tratamento. Um evento adverso pode ser considerado grave quando gera um dano irreparável, como o óbito ou até mesmo algum tipo de incapacidade.
- **Efeito adverso**: é um efeito prejudicial ou indesejável que ocorre durante ou após uma intervenção ou o uso de um fármaco, em que há possibilidade razoável de relação causal entre o tratamento e o efeito.
- **Reação adversa a medicamento (RAM)**: é qualquer resposta prejudicial ou indesejável, não intencional, a um fármaco, que ocorre nas doses usualmente empregadas no ser humano para profilaxia, diagnóstico, terapia da doença ou modificação de funções fisiológicas. A RAM é caracterizada pela existência de uma relação causal específica entre o medicamento e a ocorrência.

Observação

Toda RAM é um evento adverso, mas nem todo evento adverso é uma RAM. É importante também esclarecer a diferença entre RAM e intoxicação medicamentosa: a primeira ocorre com o uso do medicamento em dose terapêutica, e a segunda em superdose.

- **Efeito colateral**: é um efeito não pretendido (adverso ou benéfico) causado por medicamento utilizado em doses terapêuticas. A palavra *colateral* denota algo de importância secundária. Dessa forma, o uso dessa expressão pode minimizar a percepção de dano quando o efeito é prejudicial. Como esse termo é frequentemente empregado de maneira inapropriada, algumas agências de saúde já o têm considerado ultrapassado ou inadequado.

O uso terapêutico de fármacos envolve o potencial de promoção de reações adversas a fármacos, sendo, por isso, necessário realizar a análise do risco-benefício (análise de probabilidade de benefício *versus* reações adversas) do uso dos fármacos toda vez que se prescreve um deles. Para compreender essa análise, é preciso considerar os conceitos de risco e segurança.

O **risco** associado a um fármaco pode ser definido como a probabilidade de que uma substância produza um efeito adverso, um dano, sob condições específicas de uso. Nesse caso, nem sempre a substância que apresenta maior toxicidade pode ser considerada a de maior risco para a saúde. Dependendo das condições de uso de um fármaco classificado como muito tóxico, ele pode ser menos inseguro do que um pouco tóxico. Quando existe um risco associado ao uso de um fármaco, há a necessidade de estabelecer condições de segurança para sua utilização. Portanto, define-se como **segurança** a certeza prática de que não haverá efeitos adversos para um indivíduo exposto a determinada substância em quantidade e forma recomendada de uso.

Para estabelecer o que é um risco aceitável no uso de um fármaco, novamente é necessário avaliar o risco-benefício. Para isso, alguns fatores devem ser considerados:

- necessidade do uso da substância;
- disponibilidade e adequação de outras substâncias alternativas para o uso correspondente;
- efeitos sobre a qualidade do ambiente e a conservação dos recursos naturais;
- considerações sobre o trabalho (no caso de a substância ser usada em nível ocupacional);

- avaliação antecipada de uso público (ou seja, o que a substância poderá causar na população em geral, que inclui crianças, velhos, doentes etc.);
- considerações econômicas.

1.7.1 Intoxicações

A intoxicação é um conjunto de efeitos nocivos representado pelos sinais e sintomas que revelam o desequilíbrio fisiológico produzido pela interação de um fármaco (agente químico) com o sistema biológico. A intoxicação corresponde ao estado patológico provocado pelo agente químico em decorrência de sua interação com o organismo.

O efeito tóxico só será produzido se ocorrer a interação com o receptor biológico apropriado, em dose e tempo suficientes para quebrar a homeostasia do organismo. Desse modo, existe, na maioria das vezes, uma série de processos envolvidos, desde o contato com o agente químico até o sintoma clínico que revela essa interação. Esses processos podem ser divididos em quatro fases diferentes:

- A primeira etapa é a fase de exposição, quando o agente químico entra em contato com o organismo.
- A segunda etapa inclui a fase da farmacocinética decorrente do movimento do agente químico no organismo (esse processo envolve reações entre a substância e o organismo, conduzindo à disponibilidade biológica).
- A terceira etapa é a fase da farmacodinâmica, que corresponde à ação da substância no organismo pela interação com o receptor biológico, podendo causar alterações morfológicas e funcionais e produzir danos.
- A quarta etapa consiste na fase clínica, que diz respeito à manifestação dos efeitos resultantes da interação entre a substância e o organismo mediante o aparecimento de sinais e sintomas que caracterizam o efeito tóxico e evidenciam a presença do fenômeno da intoxicação.

Alguns fatores devem ser levados em consideração no processo de intoxicação, como tempo de exposição, forma de exposição, concentração, toxicidade da substância e susceptibilidade individual. São vários os efeitos que as substâncias podem causar no processo de intoxicação, entre os quais podemos citar: irritação nos olhos, garganta, nariz, pele, asfixia, tonturas, sonolência etc.

1.7.2 Interações medicamentosas

As interações medicamentosas envolvem combinações de um medicamento com outras substâncias (fármaco, nutriente, entre outros) que alteram o efeito do medicamento no corpo. Isso pode fazer com que o medicamento seja menos ou mais potente do que o pretendido ou resultar em reações adversas inesperadas. O processo de interação medicamentosa pode ocorrer em razão de quatro tipos de antagonismo:

- **Antagonismo químico**: conhecido também como *neutralização*, ocorre quando o antagonista reage quimicamente com o agonista, inativando-o. Esse tipo de antagonismo tem um papel muito importante no tratamento das intoxicações. Exemplo: uso da protamina para interromper rapidamente os efeitos da heparina.
- **Antagonismo funcional ou fisiológico**: ocorre quando o antagonista ativa ou bloqueia mais comumente um receptor que medeia uma resposta fisiologicamente oposta àquela do receptor do agonista. Exemplo: fármacos barbitúricos que diminuem a pressão sanguínea, interagindo com a norepinefrina, que produz hipertensão.
- **Antagonismo não competitivo, metabólico ou farmacocinético**: ocorre quando um fármaco altera a cinética de outro no organismo de modo que a outra substância química alcance o sítio de ação ou permaneça menos tempo agindo. Exemplo: bicarbonato de sódio, que aumenta a secreção urinária dos barbitúricos.
- **Antagonismo competitivo, não metabólico ou farmacodinâmico**: ocorre quando dois fármacos atuam sobre o mesmo receptor biológico, um antagonizando o efeito do outro, sendo muito utilizado no tratamento clínico das intoxicações. Exemplo: atropina no tratamento da intoxicação por organofosforado ou carbamato.

Fundamentos da farmacologia

Síntese

Neste capítulo, você pôde conhecer os fundamentos da farmacologia e os marcos que fizeram essa grande área se tornar uma incrível ciência. Mostramos também como o fármaco produz o efeito terapêutico no organismo pela farmacocinética e pela farmacodinâmica, além da origem dos fármacos. Por fim, tratamos dos efeitos adversos causados pelas substâncias químicas. Este capítulo, portanto, é fundamental para a compreensão dos efeitos farmacológicos das diversas classes terapêuticas que serão abordadas nos próximos capítulos.

Questões para revisão

1. Qual é o conceito de farmacologia?

2. Quais são as etapas da farmacocinética e como estas influenciam no efeito farmacológico?

3. Qual das alternativas a seguir faz parte do processo da farmacodinâmica?
   a. Distribuição do fármaco pela corrente sanguínea.
   b. Eliminação do fármaco por via renal.
   c. Ligação entre fármaco e receptor biológico.
   d. Via de administração do fármaco.

4. Os ensaios clínicos são procedimentos de investigação e desenvolvimento de medicamentos que são realizados para garantir a segurança de um fármaco. Sobre as etapas dos ensaios clínicos, assinale a alternativa correta:
   a. A fase I dos ensaios clínicos é aquela em que o fármaco estudado já é comercializado em todos os locais do mundo.
   b. A fase III dos ensaios clínicos é realizada com milhares de pessoas, com o objetivo de garantir a eficácia.

c. A segurança de uma substância testada nos ensaios clínicos é avaliada apenas na fase IV.

d. A fase VIII é realizada com, no máximo, dez pessoas, com o objetivo único de refutar a eficácia da substância testada.

5. A farmacocinética descreve os seguintes eventos, **exceto**:
   a. Absorção.
   b. Distribuição.
   c. Metabolismo.
   d. Mecanismo de ação.

Questões para reflexão

1. Diferencie fármaco, medicamento e droga.
2. Descreva, de forma detalhada, as etapas que consistem na farmacocinética.
3. Descreva, de forma detalhada, as etapas que consistem na farmacodinâmica.
4. Quais são os fatores que podem afetar a absorção correta de um fármaco? E quais são as consequências?
5. Nas interações medicamentosas, quais são os diferentes tipos de antagonismo? Explique e diferencie cada um deles.

Para saber mais

BOTELHO, S. F.; MARTINS, M. A. P.; REIS, A. M. M. Análise de medicamentos novos registrados no Brasil na perspectiva do Sistema Único de Saúde e da carga de doença. **Ciência & Saúde Coletiva**, v. 23, p. 215-228, 2018. Disponível em: <https://www.scielo.br/j/csc/a/RCSfZ37bRJWwNzpnPMrrM7R/abstract/?lang=pt>. Acesso em: 21 jul. 2021.

Nesse artigo, Stephanie Botelho, Maria Martins e Adriano Reis avaliam a incorporação de novos medicamentos no Sistema Único de Saúde, analisando quais são considerados inovadores e em que medida estes são importantes para a diminuição da carga de doença no país.

GOUY, C. M. L.; PORTO, T. F.; PENIDO, C. Avaliação de ensaios clínicos no Brasil: histórico e atualidades. **Revista Bioética**, v. 26, n. 3, p. 350-359, 2018. Disponível em: <https://www.scielo.br/j/bioet/a/Bhk4bDL8wYTZtPc6PrpWycQ/abstract/?lang=pt>. Acesso em: 21 jul. 2021.

Nesse texto, os autores apresentam os ensaios clínicos na visão da bioética e as etapas pelas quais os estudos clínicos realizados no Brasil passam até que possam ser realizados os testes em humanos, além de se aprofundarem nos trâmites legais dos protocolos de pesquisa.

MOURA, M. C. L.; DE ARAÚJO, V. L. L.; DE SOUSA, J. A. Análise farmacocinética, toxicológica e farmacodinâmica in silico do flavonoide quercetina isolado das sementes de *Bixa orellana l*. **Research, Society and Development**, v. 9, n. 3, p. e170932242-e170932242, 2020. Disponível em: <https://rsdjournal.org/index.php/rsd/article/download/2242/2044/11617>. Acesso em: 21 jul. 2021.

Nesse artigo, Maria Moura, Verônica Araújo e Joubert de Sousa apresentam uma nova abordagem no desenvolvimento de novos fármacos, feita por meio de análises *in silico*, relacionando a tecnologia computacional com o desenvolvimento de novas substâncias de interesse terapêutico.

Capítulo 2

Fármacos que atuam no sistema nervoso central

Deborah Galvão Coelho da Silva

Conteúdos do capítulo:
- Sistema nervoso central.
- Neurofarmacologia.
- Homeostasia.
- Farmacoterapia.
- Fisiologia.

Após o estudo deste capítulo, você será capaz de:
1. compreender a interação entre o sistema nervoso central e os neurofármacos;
2. diferenciar a classe dos medicamentos de acordo com seu mecanismo de ação;
3. reconhecer a interação entre os fármacos e os respectivos receptores;
4. diferenciar o efeito dos fármacos de acordo com a via de administração utilizada;
5. identificar os efeitos farmacológicos e sua relação com os efeitos adversos.

A neurofarmacologia é uma das áreas da farmacologia que estuda a interação do fármaco com o cérebro – não necessariamente apenas o cérebro, mas toda a rede neuronal e neurofisiológica que vai promover uma resposta, mediada por um estímulo. A base da farmacologia nos ensina que, para que um fármaco promova uma atividade, é necessário que ele ultrapasse as barreiras biológicas, como as membranas plasmáticas, e as barreiras hematoencefálicas e se ligue aos receptores que vão responder à sua ligação promovendo uma resposta positiva ou negativa. Por exemplo, as respostas positivas podem ser imediatas, tal como abertura de canais iônicos e liberação de segundos mensageiros que vão promover uma série de eventos bioquímicos e resultar no efeito biológico. Por sua vez, as respostas negativas podem inibir esses eventos bioquímicos ou também impedir que o ligante endógeno, muitas das vezes neurotransmissores, se ligue aos receptores e efetue a resposta. A variedade de fármacos que promovem essas diferentes respostas é muito grande; do mesmo modo, a variedade de respostas e efeitos é muito ampla.

A barreira hematoencefálica (BHE) é composta de células endoteliais compactas que impedem que toxinas ou patógenos prejudiciais cheguem ao cérebro. Ela serve como um filtro que controla as moléculas que passam ou não do sangue para o cérebro, além de liberar a passagem de substâncias necessárias para o bom funcionamento cerebral, como o oxigênio. Embora seu papel seja de proteção, toda essa estrutura física torna o tratamento de algumas doenças um desafio quando o medicamento não consegue atravessá-la. Apesar de muitas moléculas não atravessarem a BHE, esta não é impermeável. Além do oxigênio, outras pequenas moléculas lipossolúveis podem atravessá-la, como a cafeína e o álcool. Substâncias como glicose precisam ser transportadas por proteínas.

Do mesmo modo, há uma extensa variedade de fármacos que precisam de transportadores para atravessar a BHE e promover um efeito biológico. Tendo isso em vista, neste capítulo, vamos discutir algumas das principais classes de fármacos que agem no sistema nervoso central (SNC), sua interação com receptores e seus efeitos biológicos.

2.1 Agentes anestésicos

Os anestésicos são os fármacos que promovem a perda local ou geral de sensação, incluindo dor. Os anestésicos atingem esse efeito agindo no SNC ou no sistema nervoso periférico (SNP), suprimindo a resposta a estímulos sensoriais. Essa resposta induzida é conhecida como *anestesia*.

Os agentes anestésicos são indicados quando procedimentos cirúrgicos ou diagnósticos dolorosos devem ser realizados, tendo o objetivo de minimizar o sofrimento do paciente e facilitar procedimentos para cuja realização é necessário haver maior mobilização do paciente (Giovannitti; Rosenberg; Phero, 2013).

Anestésicos como os inalatórios são capazes de induzir esse efeito por meio da depressão da função do SNC, sendo tal efeito reversível e controlado. Esses tipos de anestésicos são menos utilizados, pois são eliminados do organismo à medida que o paciente respira. Desse modo, a concentração do agente inspirado pode ser ajustada na mudança de um minuto para outro e, na maioria das vezes, reflete a profundidade anestésica, sendo adequada para a manutenção da anestesia.

2.1.1 Anestésicos inalantes

Os anestésicos apresentam diferentes estruturas químicas, variando de simples moléculas orgânicas a agentes orgânicos mais complexos. Isso levou os primeiros pesquisadores a concluir que o modo de ação desses fármacos é inespecífico e dependente das propriedades físico-químicas de cada droga.

A potência anestésica desses fármacos está relacionada ao seu grau de solubilidade lipídica, razão pela qual foi sugerido haver interação dos anestésicos com um local hidrofóbico presente na bicamada lipídica ou com o domínio hidrofóbico de uma proteína de membrana. Esses dois possíveis locais de ação deram origem a duas teorias da anestesia: a teoria lipídica e a teoria proteica.

A **teoria lipídica** sugere que os agentes anestésicos se dissolvem na bicamada lipídica, alterando as propriedades físicas da membrana celular. A expansão do volume e o aumento da fluidez da membrana estão ligados a um possível mecanismo de função alterada. Foi levantada a hipótese de que essas alterações na membrana interferem na atividade dos canais iônicos ou das proteínas receptoras. A reversão da anestesia pode ser feita pelo aumento da pressão hidrostática, processo conhecido como *reversão da pressão*. Esse fenômeno é consistente com a teoria da expansão do volume, uma vez que a compressão hidrostática dos lipídios da membrana se opõe à expansão do volume.

De acordo com a **teoria proteica**, os anestésicos interagem com receptores para modificar a transmissão sináptica central. Frank e Lieb (2004) apontam que concentrações clinicamente relevantes de muitos anestésicos modificam a atividade dos canais iônicos e das proteínas receptoras, identificando-se efeitos pré-sinápticos e pós-sinápticos.

Ainda de acordo com Frank e Lieb (2004), foi demonstrado que muitos anestésicos são capazes de reduzir a liberação de neurotransmissores pré-sinápticos, principalmente pela inibição dos canais de cálcio dependentes de voltagem, ao passo que os efeitos pós-sinápticos incluem depressão da neurotransmissão excitatória ou potencialização da neurotransmissão inibitória.

O ácido γ-aminobutírico, também chamado de *ácido gama-aminobutírico* (Gaba), é o principal neurotransmissor no cérebro. Dois tipos de receptores Gaba foram identificados: receptores $Gaba_a$, que abrem canais de cloro, e receptores $Gaba_b$, que estão ligados aos canais de potássio. Os receptores $Gaba_b$ não são afetados pelos agentes anestésicos gerais, mas a ativação dos receptores $Gaba_a$ parece ser um mecanismo comum a muitos anestésicos, incluindo agentes injetáveis e voláteis.

ANESTÉSICOS INALANTES: USO

A classe dos anestésicos inalatórios é representada pelos seguintes fármacos: isoflurano, halotano, sevoflurano, desflurano, óxido nitroso e metoxiflurano. Esses anestésicos inalantes podem ser classificados como vapores ou gases. Os agentes mais comumente utilizados são os vapores, que devem ser convertidos na fase gasosa antes da adição ao gás transportador. Esses agentes são frequentemente descritos como anestésicos voláteis. O óxido nitroso é um dos poucos gases anestésicos em uso clínico.

O objetivo do uso desses anestésicos inalatórios é atingir uma pressão parcial do anestésico no cérebro, suficiente para diminuir a função do SNC e induzir anestesia geral. Desse modo, a profundidade anestésica é determinada pela pressão parcial do anestésico no cérebro. Para atingir o cérebro, as moléculas de gás, ou vapor anestésico, devem se difundir em uma série de gradientes parciais de pressão: do ar inspirado ao ar alveolar, do ar alveolar ao sangue e do sangue ao cérebro.

Ar inspirado ⟶ Ar alveolar ⟶ Sangue ⟶ Cérebro

Em cada uma dessas etapas, a difusão prossegue até o equilíbrio ser alcançado e as pressões parciais se igualarem. As trocas gasosas no nível dos alvéolos são um processo eficiente e as moléculas de anestésico se equilibram rapidamente entre o ar alveolar, os capilares e os tecidos, de maneira que as moléculas de anestésico se equilibrem rapidamente entre o ar alveolar e o sangue. O equilíbrio entre o sangue e o cérebro é igualmente rápido. Assim, a pressão do anestésico no cérebro segue a pressão parcial do anestésico nos alvéolos.

METABOLISMO E ELIMINAÇÃO

O principal modo de eliminação desses agentes é feito pelos pulmões, ou seja, eles são exalados. No entanto, não são totalmente inertes e sofrem biotransformação, principalmente hepática, em grau variável, podendo haver recuperação da anestesia após o metabolismo. De importância direta, o metabolismo desses fármacos apresenta potencial produção de metabólitos tóxicos, sendo essa forma tóxica independente da exposição a altas concentrações de agente inalatório.

EFEITOS ADVERSOS NO SNC

Todos os anestésicos inalantes apresentam depressão reversível do SNC dependente de dose. Contudo, agentes voláteis não exercem atividade analgésica específica. A maioria destes promove o aumento da vasodilatação cerebral, fazendo crescer, assim, o fluxo sanguíneo e a pressão intracraniana. É improvável que tais mudanças não sejam significativas em pacientes normais. Entretanto, a pressão intracraniana já está elevada por uma massa intracraniana, razão pela qual o aumento adicional pode comprometer gravemente a perfusão cerebral e, portanto, a liberação de oxigênio pode ser comprometida.

A maioria dos anestésicos inalatórios também reduz a taxa metabólica e a necessidade de oxigênio do cérebro, sendo o equilíbrio entre oferta e demanda que mantém a segurança do todo.

2.1.2 Anestésicos injetáveis

Normalmente, anestésicos injetáveis são utilizados para induzir anestesia antes da manutenção por um agente inalatório. De modo geral, proporcionam uma indução rápida e calma, com uma transição suave para a anestesia inalatória. Anestésicos injetáveis, administrados por injeção intramuscular ou administração intravenosa intermitente, também são utilizados para manter a anestesia em procedimentos de curta duração. Embora rápido e transitório, esse método de administração tem várias desvantagens. A intubação e o fornecimento de oxigênio não são rotineiros, o que pode resultar em hipoventilação, obstrução das vias aéreas e hipóxia. Além disso, a profundidade da anestesia não é facilmente controlada e, uma vez administrado o medicamento, o paciente deve redistribuí-lo ou metabolizá-lo para se recuperar.

A classe dos anestésicos injetáveis é representada principalmente pelos seguintes fármacos: tiopental, propofol, ketamina, pentobarbital, etomidato e alfaxalona.

Existem vários fatores que determinam a concentração cerebral necessária para produzir anestesia, a velocidade de início e a duração do efeito anestésico. Entre os fatores que determinam a concentração de determinado anestésico a ser utilizado estão a ventilação do paciente, a idade, o peso e o débito cardíaco. Após a administração intravenosa, os fármacos são rapidamente entregues ao cérebro e outros órgãos com alta perfusão. Há captação simultânea por outros tecidos, que é mais lenta e de maior duração.

Aos fármacos que dependem da redistribuição para recuperação, como é o caso do tiopental, o pico de captação muscular corresponde a um clareamento da anestesia que ocorre cerca de 10 a 15 minutos após a administração. A recuperação de agentes com menor tempo de ação (propofol, etomidato, alfaxalona) ocorre graças a uma combinação de redistribuição e metabolismo rápido. Os anestésicos injetáveis são biotransformados no fígado e em outros tecidos e, então, são eliminados na urina e/ou na bile. A taxa de transformação varia com a idade, a condição física e a presença ou a ausência de medicamentos administrados simultaneamente.

MECANISMO DE AÇÃO

Brohan e Goudra (2017) demonstraram que a maioria dos agentes anestésicos produz anestesia, melhorando a transmissão neuronal mediada pelo Gaba, principalmente nos receptores $Gaba_a$. O Gaba é um neurotransmissor inibitório encontrado em todo o SNC. Ao se ligar aos receptores $Gaba_a$ pós-sinápticos, causa um aumento na condutividade do cloreto que resulta em hiperpolarização celular. A hiperpolarização inibe ou diminui a função neuronal. Esses receptores, além de se ligarem ao Gaba, também se ligam aos fármacos benzodiazepínicos (diazepam, midazolam), barbitúricos, etomidato e propofol.

Os anestésicos dissociativos (ketamina e tiletamina) não produzem um estado anestésico real e não parecem afetar o receptor Gaba. Eles induzem um estado dissociativo e analgesia, agindo como antagonistas do aminoácido excitatório glutamato nos receptores N-metil D-Aspartato (NMDA). O receptor NMDA está ligado a um canal de íons de cálcio e, ao regular a entrada de cálcio, é capaz de amplificar sinais excitatórios. A ketamina pode bloquear o canal, impedindo o movimento dos íons. Geralmente, a ketamina e a tiletamina não são administradas como agentes únicos, sendo, na verdade, combinadas com depressores do SNC, como agonistas α2 ou benzodiazepinas, para produzir um estado analgésico.

2.1.3 Anestésicos locais

A cocaína foi o primeiro anestésico local a ser utilizado, tendo sido introduzida na prática clínica humana na década de 1880 como anestésico oftálmico. As ações viciantes do sistema nervoso da cocaína logo foram descobertas, mas ainda eram usadas até a procaína ser sintetizada no início do século XX. A lidocaína é provavelmente o fármaco mais utilizado atualmente nesse caso. Outros agentes utilizados na prática veterinária incluem a bupivacaína, a proximetacaína, a prilocaína e a mepivacaína.

Esses agentes são utilizados para dessensibilizar uma área localizada ou regional. Podem ser administrados topicamente (pomada, *spray*, adesivos) ou podem ser filtrados por via subcutânea, ao redor dos nervos, nas articulações ou no espaço epidural.

MECANISMO DE AÇÃO

Uma célula eletricamente excitável, como uma fibra nervosa, é capaz de gerar um potencial de ação em resposta à despolarização da membrana. Os anestésicos locais funcionam bloqueando a entrada de íons de sódio em seus canais na membrana nervosa, impedindo a despolarização, ou seja, nenhum potencial de ação pode ser propagado. Existe uma inibição localizada da liberação e condução da dor, com o paciente consciente.

EFEITOS ADVERSOS NO SNC

O SNC é particularmente sensível aos efeitos tóxicos dos anestésicos locais. Concentrações plasmáticas elevadas inicialmente produzem sinais excitatórios, como inquietação, agitação e espasmos musculares. Com concentrações crescentes, podem provocar convulsões.

Com o aumento do nível sérico do anestésico, as vias inibitórias e excitatórias do SNC são bloqueadas, o que resulta em depressão generalizada desse sistema.

Assim, baixas doses podem produzir depressão do SNC e doses mais altas podem promover sua excitação e convulsões.

2.2 Ansiolíticos

Os sintomas de ansiedade são respostas emitidas pelo organismo a eventos ou situações consideradas estressantes. Os transtornos de ansiedade – transtorno do pânico (TP), transtorno de ansiedade generalizada (TAG), transtorno de estresse pós-traumático (TEPT), transtorno obsessivo-compulsivo (TOC), entre outros – são, por natureza, incapacitantes. As condições crônicas ou recorrentes requerem tratamento a longo prazo.

Muitas vezes, o diagnóstico de um transtorno de ansiedade é confundido pela coexistência de outras doenças preexistentes, como depressão, outros transtornos de ansiedade, uso de substâncias entorpecentes, entre outras comorbidades, contexto no qual apenas cerca de 15% a 35% dos pacientes são corretamente diagnosticados. O resultado disso é que apenas uma pequena minoria de pacientes ansiosos em cuidados primários recebe tratamento voltado para ansiedade, e outra parcela não responde à terapia disponível.

Os fármacos disponíveis para o tratamento da ansiedade incluem diversas classes de ansiolíticos, que apresentam mecanismos de ação diferentes entre si. Os mais utilizados são os benzodiazepínicos (BDZs), os inibidores seletivos da recaptação de serotonina (ISRSs), os inibidores seletivos da recaptação de serotonina e noradrenalina (ISRSNs), os antidepressivos tricíclicos (ATCs), alguns anticonvulsivantes, antipsicóticos e alguns atípicos, entre os quais está o agonista parcial 5-HT1A, buspirona.

2.2.1 Benzodiazepínicos

Os benzodiazepínicos, representados principalmente pelo diazepam, pelo clonazepam, pelo flurazepam e pelo alprazolam, apresentam uma estrutura química comum, capaz de aumentar a atividade inibitória do neurotransmissor Gaba, ligando-se a receptores específicos desse neurotransmissor e agindo como um potencializador do Gaba (ver Figura 2.1). O Gaba inibe a atividade dos neurônios e diminui a velocidade de transmissão do SNC, com medicamentos utilizados principalmente como ansiolíticos, sedativos e indutores do sono.

Figura 2.1 – Ligação dos benzodiazepínicos ao receptor Gaba

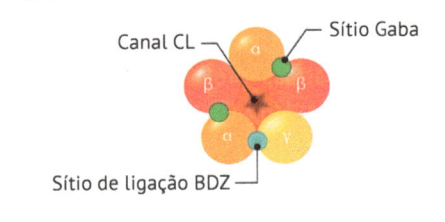

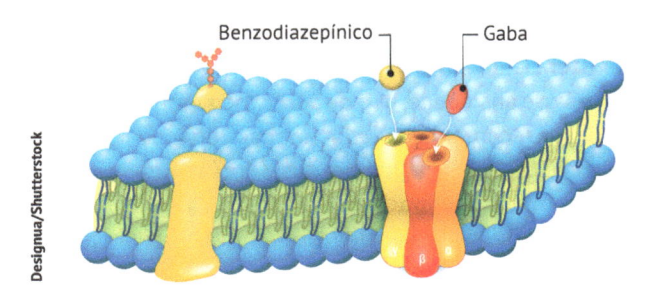

A principal diferença entre eles está na rapidez com que são absorvidos, na duração do efeito farmacológico e no tempo que levam para serem eliminados do organismo. O tempo médio de ação desses fármacos varia entre 10 horas a 3 dias. De modo geral, esses fármacos são rapidamente absorvidos independentemente da via de administração, graças à sua alta lipossolubilidade, que assegura extensa distribuição pelos tecidos, além de alta ligação a proteínas e travessia pela barreira hematoencefálica. Embora ofereçam relativa segurança, assim como qualquer medicamento, apresentam efeitos colaterais, como sonolência, prejuízo de memória, redução da atividade psicomotora, entre outros que são comuns em doses normais de uso.

2.3 Antidepressivos

Existem diversas teorias que buscam compreender os fatores envolvidos nas alterações neuronais observadas em pacientes com transtorno tipo depressivo. A hipótese mais bem aceita e estudada atualmente é a **teoria monoaminérgica**, segundo a qual a depressão é causada pela depleção ou subatividade de monoaminas como a dopamina, a serotonina e a noradrenalina no cérebro. Em meados dos anos 1950, os fármacos inibidores da enzima monoamina-oxidase (IMAOs) e os antidepressivos tricíclicos foram descobertos acidentalmente como eficazes no tratamento da depressão (López-Muñoz; Alamo, 2009). Estudos posteriores apontaram baixos níveis de neurotransmissores na depressão (Dean; Keshavan, 2017). Essa hipótese tem sido foco de muitos estudos importantes nas áreas de fisiopatologia e farmacologia há anos, tendo levado ao desenvolvimento de novas classes de medicamentos, como os ISRSs.

2.3.1 Antidepressivos ISRSs

Os inibidores seletivos da recaptação de serotonina (ISRSs) (paroxetina, citalopram, fluoxetina, escitalopram, fluvoxamina) são os fármacos mais utilizados como primeira linha de tratamento, principalmente por causa da alta associação de transtornos de ansiedade com depressão e também pelo fato de não apresentarem potencial de dependência e abuso. Esses fármacos inibem a recaptação de serotonina na fenda sináptica, o que resulta em um aumento geral do neurotransmissor na sinapse (Brunton; Hilal-Dandan; Knollmann, 2018).

2.3.2 Antidepressivos ISRNs

Os inibidores seletivos da recaptação de noradrenalina (ISRNs) (venlafaxina, duloxetina) também aumentam a neurotransmissão de serotonina por esse mecanismo; no entanto, em doses altas, bloqueiam a recaptação de noradrenalina (NA) e dopamina (DA).

Os principais efeitos adversos são relacionados à estimulação de receptores 5-HT2 pós-sinápticos, que levam à ocorrência de sintomas como ansiedade inicial aumentada, agitação, acatisia e também estimulação dos subtipos 5-HT3 (náuseas, dores de cabeça, distúrbios gastrointestinais). Esses efeitos são geralmente transitórios e minimizados após algumas semanas. Os efeitos persistentes incluem desenvolvimento de disfunção sexual, aumento de peso (média de 6 kg a 10 kg após 6 a 12 meses de tratamento) e distúrbios do sono (insônia) (Brunton; Hilal-Dandan; Knollmann, 2018).

2.3.3 Antidepressivos tricíclicos

Os antidepressivos tricíclicos (imipramina, clomipramina, amitriptilina) mostram-se eficazes no tratamento dos transtornos de ansiedade, embora o uso na prática clínica seja um pouco limitado em razão de seus efeitos adversos e perfis de segurança menos favoráveis em comparação aos antidepressivos mais recentes.

Seus efeitos terapêuticos estão relacionados ao aumento da serotonina e da noradrenalina sináptica, bem como ao bloqueio da recaptação desses neurotransmissores. Os efeitos adversos que podem comprometer seu uso estão relacionados à potência dessa classe de antidepressivo em outros receptores além da serotonina e da noradrenalina (ver Figura 2.2), incluindo efeitos anticolinérgicos (boca seca, visão turva, retenção urinária, constipação e confusão em idosos), efeitos bloqueadores alfa-1 (hipotensão postural e taquicardia reflexa) e efeitos anti-histamínicos (responsáveis pelo aumento de peso e pela sonolência).

Figura 2.2 – Neurotransmissão sináptica

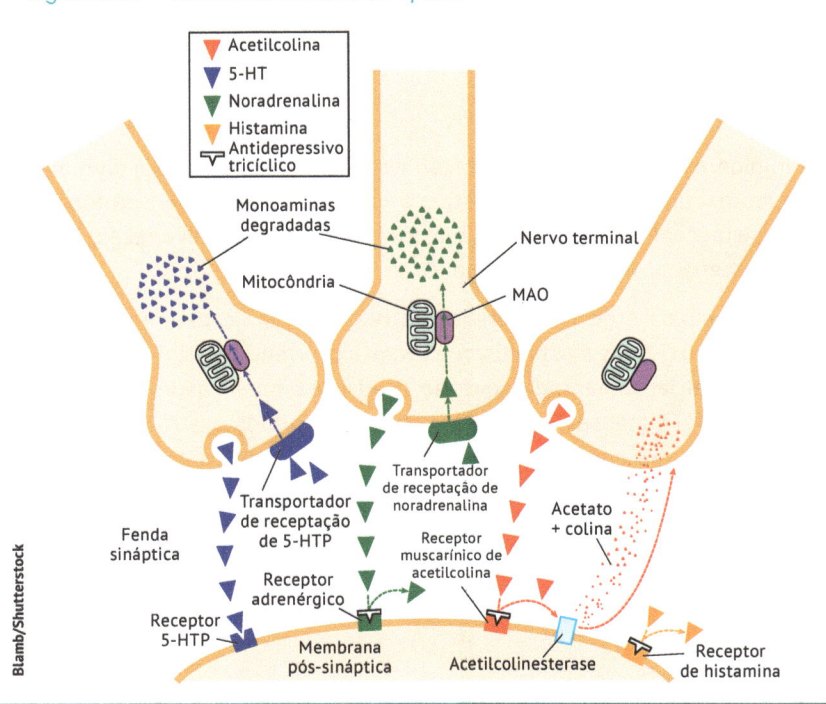

Esses efeitos, incluindo o aumento inicial da ansiedade, geralmente melhoram após algumas semanas do início do tratamento.

2.3.4 Uso de antidepressivos no tratamento do transtorno bipolar

No transtorno bipolar, os antidepressivos e os antipsicóticos são frequentemente utilizados como estabilizadores de humor. Muitos dos pacientes acometidos por esse transtorno experimentam episódios de mania que podem ser agravados pelo aumento da neurotransmissão da serotonina, da noradrenalina e da dopamina.

Alguns estudos apontam que os ISRSs e a bupropiona (inibidor da recaptação de dopamina) apresentam uma menor propensão associada ao desenvolvimento de episódios maníacos em comparação aos antidepressivos tricíclicos (Pacchiarotti et al., 2013). No entanto, por mais que esses agentes tenham sido comumente usados para o tratamento bipolar, na literatura há poucas pesquisas sobre sua eficácia e segurança a longo prazo.

2.4 Neurolépticos

Os neurolépticos, também conhecidos como *antipsicóticos*, são uma classe de fármacos utilizados no tratamento de transtornos psiquiátricos, como esquizofrenia, transtorno bipolar e transtorno depressivo. Os antipsicóticos agem alterando a forma como certos neurotransmissores agem no cérebro, principalmente a dopamina. A curto prazo, apresentam efeito sedativo e, a longo prazo, reduzem as chances de episódios psicóticos.

Esses fármacos são divididos em antipsicóticos de primeira geração, chamados de *típicos*, e de segunda geração, denominados *atípicos*.

Figura 2.3 – Neurolépticos

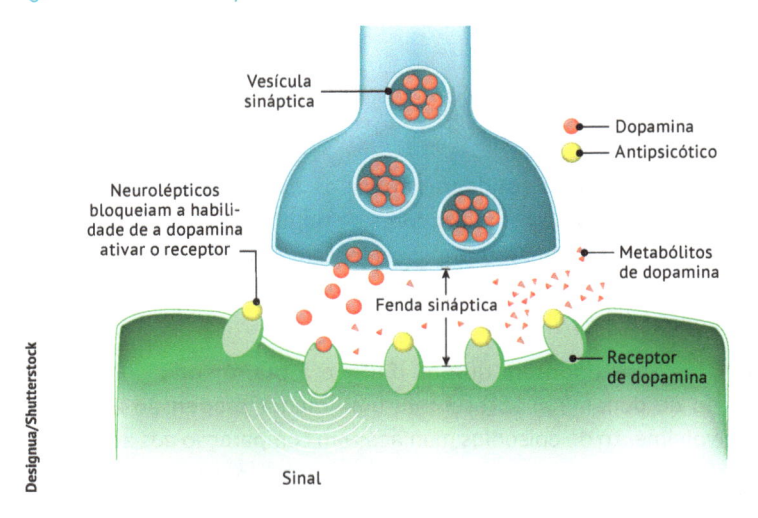

Ambas as classes atuam bloqueando os receptores nas vias dopaminérgicas, embora os antipsicóticos de segunda geração atuem também nos receptores de serotonina, especificamente nos receptores 5-HT2 (ver Figura 2.3).

2.4.1 Antipsicóticos típicos

Os antipsicóticos típicos, de primeira geração (clorpromazina, haloperidol, sulpirida, entre outros), foram os primeiros desenvolvidos em 1950 para tratar os episódios de psicose. Esses fármacos atuam bloqueando os receptores dopaminérgicos do tipo D2[1], presentes em todo o cérebro. O efeito antipsicótico, nesse caso, acontece provavelmente em virtude do bloqueio na via mesolímbica (via de recompensa), sendo também responsável pela ocorrência de efeitos adversos extrapiramidais, em que o controle motor é gravemente prejudicado, como distonia (espasmos musculares), parkinsonismo (tremores), inquietação e discinesia tardia (movimentos involuntários e repetitivos).

---

1 Existem cinco tipos de receptores dopaminérgicos: receptor D1, receptor D2, receptor D3, receptor D4 e receptor D5. Cada um deles está presente em diferentes regiões do cérebro e apresenta efeitos distintos quando ativado ou inativado.

2.4.2 Antipsicóticos atípicos

Os antipsicóticos atípicos, de segunda geração (amissulpirida, clozapina, quetiapina, olanzapina, risperidona, aripiprazol, entre outros), são fármacos mais recentes que apresentam menores efeitos adversos em comparação aos de primeira geração, sendo utilizados, de modo geral, quando estes não são eficazes e bem tolerados. Assim como todos os fármacos, os antipsicóticos atípicos podem causar efeitos adversos, entre os quais os principais são: ganho de peso, sedação, fadiga, distúrbios metabólicos e disfunção sexual.

2.5 Opiáceos (opioides)

Os opioides são fármacos utilizados há milhares de anos para o tratamento da dor de grau leve, moderado e severo. Seu uso, no entanto, exige cautela em razão de haver a propensão de causarem dependência e tolerância.

Esses fármacos podem ser divididos em opioides fracos (tramadol, codeína), opioides fortes (oxicodona, morfina, dolantina), opioides compostos (codeína com paracetamol) e antagonistas opioides (naloxona e naltrexona). Os opioides podem ser classificados também de acordo com o tipo de receptor opioide no qual produzem seus efeitos.

Classicamente, são considerados três receptores opioides. Esses receptores são todos receptores acoplados à proteína G e foram originalmente denominados *mu* (µ1-3), *delta* (δ) e *kappa* (κ), sendo os receptores µ os mais significativos na ação analgésica.

Há três meios pelos quais um receptor opioide é ativado:

- **Agonista**: uma molécula agonista faz com que todo o efeito da ativação do receptor seja mediado. Por exemplo, a morfina ativa o receptor µ1 e leva ao alívio da dor. Da mesma forma, a morfina atua no receptor µ2 para causar depressão do impulso respiratório. Além disso, a sedação ou sonolência causada pela morfina é mediada pelo receptor κ.

- **Antagonista**: ao contrário de um agonista, uma molécula antagonista se opõe à ação dos opioides. Exemplos de antagonistas opioides são a naloxona e a naltrexona.
- **Agonistas parciais**: essas moléculas produzem um efeito menor que o máximo quando se ligam aos receptores opioides.

Todos os receptores opioides estão distribuídos pelo cérebro e pertencem à família dos receptores acoplados à proteína G. Os fármacos agem por meio do agonismo desses receptores, reduzindo a transmissão da dor no SNC. No entanto, a ativação desse receptor tem muitos outros efeitos, tais como o de reduzir o impulso respiratório pela ativação do receptor na medula, um efeito que leva à depressão respiratória potencialmente fatal.

Alguns opioides fracos e moderados apresentam diferentes mecanismos de ação. Por exemplo, a codeína é metabolizada no fígado, produzindo pequenas quantidades de morfina. Esses metabólitos são agonistas mais fortes nos receptores μ-opioides do que o composto original. Por outro lado, o tramadol e a metadona são agonistas dos receptores μ e também agem como inibidores da recaptação de serotonina-noradrenalina, aumentando a atividade analgésica. A metadona, além de seu efeito pelo receptor μ, também é um antagonista glutamatérgico do receptor NMDA, em ação que pode inibir ainda mais a transmissão da dor.

A morfina, a codeína, o fentanil, a heroína e seus derivados aliviam a dor ao ativar os receptores opioides, particularmente o receptor μ. Analgesia, euforia, depressão respiratória, supressão da tosse, constrição pupilar, náusea e vômito são os efeitos mais proeminentes dos opioides no SNC. A analgesia é produzida pela inibição de vias ascendentes que transportam informações sobre a dor coletadas dos neurônios sensoriais primários e pela ativação de sistemas descendentes de controle da dor através da medula ventromedial rostral (RVM) até o corno dorsal da medula espinhal.

2.5.1 Efeitos adversos provocados pelos opioides

Os efeitos adversos associados ao uso dos opioides dependem, entre outros fatores, da escolha do fármaco e da via de administração. Por exemplo, preparações compostas estão associadas a efeitos relativamente leves, como constipação, sonolência e náusea, ao passo que a morfina intravenosa está mais associada a efeitos graves, como depressão respiratória.

Seus efeitos no SNC são complexos, mas todos compartilham mecanismos comuns. Entre os principais efeitos estão: perda do nível de consciência, sedação, sonolência, distúrbios do sono, prejuízo cognitivo, comprometimento psicomotor, delírio e alucinações e, em casos severos, convulsões, hiperalgesia e tolerância.

Os opioides continuam sendo uma classe importante de medicamentos no tratamento da dor – no tratamento tanto da dor aguda quanto da dor crônica. Existem muitos opioides, cada um com a própria gama de indicações e recomendações clínicas.

2.5.2 Tolerância a opioides

A tolerância é definida como a necessidade de aumentar as doses de um opioide para obter o mesmo efeito. É um fenômeno fisiológico normal, ocorrendo como consequência da dessensibilização dos receptores opioides. Isso pode causar um aumento da dor e a necessidade de uma dose mais alta do fármaco. A tolerância a opioides também ocorre quando os receptores deles são internalizados pela própria célula. Isso é chamado de *endocitose* e é marcado por uma diminuição nos locais de ligação dos opioides disponíveis para proporcionar alívio da dor.

Há outras condições que podem sobrepor-se à tolerância a opioides, isto é, a hiperalgesia induzida por opioides. Isso é observado quando o uso prolongado de opioides leva a um aumento paradoxal da dor, o que pode acontecer apesar dos aumentos na dosagem de opioide. A dor pode se tornar mais disseminada, estendendo-se a áreas diferentes daquela em que a dor original estava localizada. A hiperalgesia induzida por opioides pode ocorrer com o uso de qualquer dose deles, mas é frequentemente associada a altas doses de morfina.

Síntese

Neste capítulo, você conheceu os principais fármacos que agem no SNC e os mecanismos responsáveis por seus efeitos farmacológicos. Vimos ainda que os anestésicos apresentam diferenças particulares de acordo com a indicação terapêutica, a via de administração e, principalmente, o tipo de receptores que atingem, sendo esse o principal fator envolvido no efeito farmacológico. Os efeitos centrais dos anestésicos injetáveis estão intimamente ligados à ativação de receptores Gaba e NMDA, os quais são capazes de modular o estado de analgesia.

Também examinamos os efeitos causados pelos antidepressivos no SNC e os principais neurotransmissores envolvidos, como a noradrenalina, a serotonina e a dopamina. Os fármacos antidepressivos apresentam mecanismos capazes de aumentar o tempo desses neurotransmissores na fenda sináptica, como é o caso dos ISRSs, que podem inibir a recaptação da serotonina para dentro da vesícula pré-sináptica. Do mesmo modo, vimos que fármacos como os antidepressivos tricíclicos (imipramina) aumentam os níveis de 5-HT e NA. Eles são utilizados amplamente nos transtornos de humor, como depressão, e também apresentam eficácia no tratamento dos transtornos de ansiedade.

Na sequência, você conheceu os efeitos dos neurolépticos. Esses fármacos são utilizados principalmente no tratamento dos transtornos psiquiátricos, como esquizofrenia. São fármacos que agem modulando a neurotransmissão da dopamina no SNC. Esses neurotransmissores se envolvem tanto no transtorno depressivo como na esquizofrenia e no transtorno bipolar. Observamos que os antipsicóticos de primeira geração, os típicos, foram os primeiros desenvolvidos e utilizados na clínica por pacientes, embora apresentem uma série de efeitos colaterais extrapiramidais que comprometem principalmente o sistema motor (parkinsonismo). Por sua vez, os antipsicóticos de segunda geração, os atípicos, são mais bem tolerados pelos pacientes e apresentam efeitos adversos mais leves em comparação aos de primeira geração.

Fármacos que atuam no sistema nervoso central

Por último, analisamos como os fármacos opioides agem, ou seja, qual é o mecanismo envolvido capaz de promover analgesia. Vimos a importância do receptor μ na modulação da transmissão da dor, considerando que, quando ativado, é capaz de inibir as vias responsáveis pelo transporte dessas sensações coletadas a partir de neurônios sensoriais.

Questões para revisão

1. Descreva a diferença entre o mecanismo de ação dos anestésicos inalantes e o dos anestésicos locais.

2. Qual é a diferença entre os ansiolíticos? Cite três deles e indique a respectiva classe farmacológica.

3. Os fármacos antidepressivos são amplamente utilizados no tratamento dos transtornos de humor, assim como nos episódios ansiolíticos. Quais são esses fármacos?

4. Os neurolépticos, fármacos utilizados no tratamento dos transtornos esquizofrênicos, modulam a neurotransmissão da dopamina no SNC. Já é bem conhecido que, além da dopamina, outros neurotransmissores estão envolvidos na patologia dessa doença, como a serotonina. Desse modo, qual das afirmativas a seguir é correta em relação às classes de antipsicóticos capazes de modular essas neurotransmissões?

    a. Os antipsicóticos de primeira geração, atípicos, foram os primeiros desenvolvidos e são os mais utilizados clinicamente.

    b. Os antipsicóticos de primeira geração, típicos, apresentam efeitos adversos severos, como distúrbios metabólicos, disfunção sexual, ganho de peso, parkinsonismo e efeitos que se relacionam à interação com receptores de serotonina.

c. Os antipsicóticos de segunda geração, típicos, são mais seguros e bem tolerados pelos pacientes, causando efeitos adversos menos intensos que os de primeira geração.

d. Os antipsicóticos atípicos apresentam efeitos adversos como distúrbios metabólicos, ganho de peso, disfunção sexual e sedação. Eles modulam a neurotransmissão da dopamina e da serotonina no cérebro.

5. Os opiáceos podem ser classificados, quanto à intensidade de seus efeitos, como fracos, fortes, compostos e antagonistas. Assinale a alternativa em que os fármacos citados correspondem à classificação indicada:

a. Fortes: codeína com paracetamol, dolantina.

b. Fracos: codeína, tramadol.

c. Antagonistas: tramadol, naltrexona, naloxona.

d. Fracos: codeína, tramadol, oxicodona.

6. São neurotransmissores envolvidos no transtorno depressivo, **exceto**:

a. Noradrenalina e dopamina.

b. Gaba e dopamina.

c. Serotonina e noradrenalina.

d. Histamina e dopamina.

Questão para reflexão

1. Ao longo deste capítulo, abordamos alguns fármacos utilizados no tratamento de diversos transtornos do humor que são comumente conhecidos como *antidepressivos*, *ansiolíticos*, *antipsicóticos* etc. Com base nisso, quais seriam os principais fatores levados em consideração para realizar a prescrição de um desses fármacos? Mostramos que há diversas classes de antidepressivos, que são diferentes entre si quanto ao mecanismo de ação e aos efeitos provocados. Assim, como escolher a melhor terapia e poder orientar o paciente para que o tratamento seja eficaz?

Para saber mais

BRUNTON, L. L.; HILAL-DANDAN, R.; KNOLLMANN, B. C. **As bases farmacológicas da terapêutica de Goodman e Gilman**. 13. ed. Porto Alegre: Artmed, 2018.

Nessa obra, os autores tratam de assuntos que envolvem todas as variáveis da farmacologia, incluindo princípios básicos e clínicos.

GIOVANNITTI JR., J. A.; ROSENBERG M. B.; PHERO, J. C. Pharmacology of Local Anesthetics Used in Oral Surgery. **Oral and Maxillofacial Surgery Clinics of North America**, v. 25, n. 3, p. 453-465, Aug. 2013.

Esse artigo faz uma análise do uso de anestésicos locais em cirurgias faciais e aborda alguns fármacos mais utilizados durante os procedimentos.

KAMIENSKI, M.; KEOGH, J. **Pharmacology Demystified**. 2. ed. New York: McGraw-Hill, 2006.

Essa obra aborda a farmacologia de forma ilustrada, com imagens e textos didáticos.

Capítulo 3

Fármacos que atuam no sistema cardiorrespiratório e no trato gastrointestinal

Deborah Galvão Coelho da Silva

Conteúdos do capítulo:
- Sistema cardiovascular.
- Fisiologia cardiorrespiratória.
- Farmacologia do sistema cardíaco.
- Função gastrointestinal.
- Farmacologia gástrica.
- Distúrbios gástricos.

Após o estudo deste capítulo, você será capaz de:
1. compreender o sistema cardiovascular e suas funcionalidades;
2. diferenciar os anti-hipertensivos quanto ao seu mecanismo de ação;
3. diferenciar as doenças cardíacas de acordo com suas funcionalidades sistêmicas;
4. analisar o uso de anti-hipertensivos e diuréticos em um contexto clínico;
5. diferenciar os fármacos utilizados nos distúrbios gástricos.

O corpo humano é formado por uma vasta variedade de sistemas que buscam realizar a manutenção e a reparação do organismo como um todo. O sistema cardiorrespiratório é responsável pela manutenção de atividades vitais do corpo, como bombear sangue para todos os órgãos, oxigenar o cérebro, filtrar resíduos e, principalmente, manter o sistema nervoso autônomo (SNA) e o sistema nervoso central (SNC) em homeostase. Muitos fármacos têm efeitos primários ou secundários no sistema nervoso cardiovascular e autônomo; várias dessas substâncias são indicadas para mais de um tratamento clínico e são consideradas de acordo com o respectivo mecanismo de ação.

O SNA refere-se aos mecanismos nervosos e humorais que modificam as funções dos órgãos autônomos ou automáticos: a frequência cardíaca e a força de contração, o calibre dos vasos sanguíneos, a contração e o relaxamento do músculo liso do intestino, da bexiga e dos brônquios, a acomodação visual e o tamanho da pupila. Outras funções incluem a regulação da secreção de glândulas exócrinas e outros aspectos do metabolismo (por exemplo, glicogenólise e lipólise).

Alterações funcionais no sistema cardíaco estão implicadas na ocorrência de uma série de doenças cardiovasculares que comprometem a qualidade de vida das pessoas ao longo da vida. As doenças cardiovasculares (DCVs) são distúrbios do coração e dos vasos sanguíneos e incluem doenças coronárias, doenças cerebrovasculares, doenças cardíacas reumáticas e outras condições. Os principais fatores de risco para essas doenças são aumento da pressão arterial, da glicose e dos lipídios, além de sobrepeso e obesidade. Desse modo, distúrbios metabólicos tornam-se gatilhos para promover doenças cardíacas, comprometendo a funcionalidade do organismo com um todo.

Por sua vez, o trato gastrointestinal (TGI) desempenha funções autonômicas, sendo responsável pela absorção, digestão e excreção de nutrientes. Esse sistema se inicia por um tubo muscular oco na cavidade oral; o alimento entra pela boca, continua através da faringe, do esôfago, do estômago e do intestino e termina no reto e no ânus, onde o alimento é expelido. Existem vários órgãos acessórios que auxiliam secretando enzimas para ajudar a decompor os alimentos em componentes menores.

As glândulas salivares, o fígado, o pâncreas e a vesícula biliar têm funções importantes no sistema digestivo. O alimento é impulsionado ao longo do comprimento do TGI por movimentos peristálticos das paredes musculares.

O mau funcionamento de algumas dessas partes implica o desenvolvimento de doenças gástricas, como úlceras, gastrites, má digestão, constipação e refluxo. O tratamento principal para esses casos inclui o uso de fármacos que visam controlar a acidez estomacal, antieméticos e laxantes.

Neste capítulo, vamos abordar as principais patologias envolvidas no sistema cardiovascular e os tratamentos farmacológicos disponíveis. Do mesmo modo, vamos examinar as funções gastrointestinais e suas patologias, além dos tratamentos farmacológicos utilizados na clínica.

3.1 Sistema circulatório

Também conhecido como *sistema cardiovascular*, o sistema circulatório é responsável pela circulação sanguínea e pela oxigenação dos órgãos, ao bombear sangue rico em oxigênio do músculo cardíaco para o resto do corpo, além de fazer o transporte de nutrientes. O processo de circulação inclui a ingestão de materiais metabólicos, o transporte desses materiais por todo o organismo e o retorno de subprodutos nocivos ao meio ambiente.

O principal órgão dirigido pelo sistema circulatório é o coração. A pressão criada no coração impulsiona o sangue para as artérias. As artérias, então, se expandem com a pressão, e o sangue é forçado a chegar até os menores capilares. As veias são cercadas por uma variedade de músculos lisos que ajudam a mover o sangue pelas veias de baixa pressão de volta ao coração. Outras atividades, como grandes movimentos musculares, também podem ajudar a direcionar o sangue pelo sistema. De modo geral, leva apenas um minuto para circular uma porção de sangue por todo o sistema e fazê-la voltar ao coração.

As doenças do sistema circulatório geralmente se concentram na má função de qualquer uma dessas partes. A arteriosclerose, por exemplo, ocorre em razão do acúmulo de placas gordurosas nas paredes das artérias. Isso faz com que a pressão aumente, mas que o fluxo sanguíneo diminua. O coração deve trabalhar mais para superar esses bloqueios. As doenças do sistema circulatório comumente causam outras condições, como um ataque cardíaco ou derrame.

O sistema linfático é um componente do sistema imunológico que trabalha em estreita colaboração com o sistema cardiovascular. Consiste em uma rede vascular de túbulos e ductos que coletam, filtram e devolvem a linfa à circulação sanguínea. A linfa é um líquido claro que provém do plasma sanguíneo, que sai dos vasos sanguíneos nos leitos capilares. Esse fluido se torna o fluido intersticial que banha os tecidos e ajuda a fornecer nutrientes e oxigênio às células. Além de devolverem a linfa à circulação, as estruturas linfáticas filtram o sangue de microrganismos, como bactérias e vírus.

As doenças circulatórias são, na maioria das vezes, fáceis de detectar, mas seus sintomas são menos visíveis, sendo os mais comuns: dor ou desconforto no peito, dor ou fraqueza nos braços e nas pernas – especialmente no lado esquerdo –, arritmia cardíaca, respiração pesada após atividade física, mãos e pés frios crônicos.

A hipertensão é a doença cardíaca mais comum e conhecida. A pressão sanguínea ocorre pela força exercida pela circulação do sangue contra as paredes das artérias, os principais vasos sanguíneos do corpo. A hipertensão ocorre quando a pressão arterial está muito alta. É escrita utilizando-se o valor sistólico, que representa a pressão nos vasos sanguíneos quando o coração se contrai ou bate, e o valor diastólico, que representa a pressão nos vasos sanguíneos quando o coração relaxa entre os batimentos.

O diagnóstico se dá quando, medida em dois dias diferentes, a leitura da pressão arterial sistólica em ambos os dias é ⩾ 140 mmHg e/ou a leitura da pressão arterial diastólica nos dois dias é ⩾ 90 mmHg.

Os principais fatores de risco incluem consumo de álcool e cigarros, estresse excessivo, dieta rica em sal e alimentos gordurosos, sedentarismo, obesidade, herança genética, idade superior a 65 anos e doenças preexistentes, como diabetes e doença renal.

Seus sintomas são dor de cabeça, visão embaçada, ritmo cardíaco irregular, zumbido nos ouvidos, fadiga, náusea, vômito e, em alguns casos mais severos, confusão mental e tremor muscular.

Fármacos que atuam no sistema cardiorrespiratório e no trato gastrointestinal

Há um sistema chamado *renina-angiotensina-aldosterona* (SRAA) (ver Figura 3.1) que é responsável pela manutenção da pressão arterial. A renina é uma enzima secretada no sangue por células especializadas que circundam as arteríolas na entrada dos glomérulos dos rins (as redes capilares renais que são as unidades de filtração dos rins). As células secretoras de renina são sensíveis a alterações no fluxo sanguíneo e na pressão sanguínea. O estímulo primário para o aumento da secreção de renina é a diminuição do fluxo sanguíneo para os rins, que pode ser causada pela perda de sódio e água ou pelo estreitamento de uma artéria renal. A renina catalisa a conversão de uma proteína plasmática denominada *angiotensinogênio* em uma outra proteína chamada *angiotensina I*. Uma enzima no soro plasmático denominada *enzima conversora de angiotensina* (ECA) converte a angiotensina I na proteína chamada *angiotensina II*. A angiotensina II, por sua vez, atua por meio de receptores nas glândulas suprarrenais para estimular a secreção de aldosterona, que estimula a reabsorção de sal e água pelos rins e a constrição de pequenas artérias (arteríolas), o que causa um aumento na pressão sanguínea. A angiotensina II contrai ainda os vasos sanguíneos por meio de suas ações inibitórias na recaptação para os terminais nervosos do hormônio noradrenalina.

Figura 3.1 – Sistema renina-angiotensina

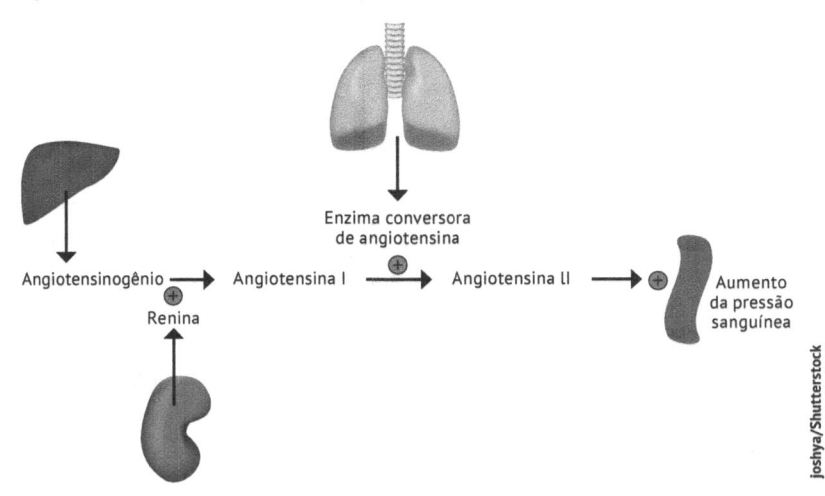

O tratamento da hipertensão ocorre pelo uso de diferentes classes de fármacos, que incluem inibidores da enzima conversora de angiotensina (ECA), antagonistas/bloqueadores dos receptores de angiotensina II (BRAs), bloqueadores dos canais de cálcio, betabloqueadores, antagonistas diretos da renina, vasodilatadores e diuréticos.

3.1.1 Inibidores da enzima conversora de angiotensina (ECA)

Os inibidores da enzima conversora de angiotensina (ECA) agem bloqueando a formação da angiotensina II. O resultado dessa inibição leva ao acúmulo de cininas (substâncias vasoativas) na circulação e nos tecidos, culminando na diminuição da pressão arterial, que se baseia na normalização da resistência periférica geral. Os inibidores da ECA também reduzem a secreção de aldosterona, o que resulta em uma perda de água. Isso contribui para a diminuição da pós-carga.

Os principais fármacos que representam essa classe estão indicados na Tabela 3.1.

Tabela 3.1 — Inibidores da ECA

Fármaco	Dose usual
Captopril	12,5-50 mg/dia
Ramipril	1,25-5,0 mg/dia
Enalapril	2,5-20 mg/dia
Lisinopril	5,0-20 mg/dia

Assim como todo medicamento, esses fármacos apresentam uma série de efeitos adversos, como hipotensão ortostática, principalmente no início do tratamento, tosse, náusea, tontura e dor de cabeça. Como não afetam os níveis de glicose, os inibidores da ECA também são usados no tratamento de pacientes diabéticos com hipertensão. Inibidores da ECA igualmente demonstraram preservar a função renal em pacientes com nefropatia.

3.1.2 Antagonistas dos receptores de angiotensina II (ARAs II)

Os antagonistas dos receptores de angiotensina II (ARAs II), também conhecidos como *bloqueadores dos receptores de angiotensina* (BRAs), são uma classe de fármacos que se ligam e inibem o receptor da angiotensina II tipo 1 (AT1) e, assim, inibem o sistema renina-angiotensina e sua cascata de efeitos ao causar contração arteriolar e retenção de sódio. Enquanto os inibidores da ECA bloqueiam a clivagem da angiotensina I em angiotensina II, o peptídeo ativo que causa uma resposta pressora, os ARAs II inibem sua ação periférica. A seguir, na Tabela 3.2, estão listados alguns desses fármacos.

Tabela 3.2 – ARAs II

Fármaco	Dose usual
Losartana	25-100 mg/dia
Candesartana	8-16 mg/dia
Valsartana	80-320 mg/dia
Irbesartana	150-300 mg/dia
Telmisartana	80-160 mg/dia

De modo geral, esses fármacos são prescritos em caso de efeitos colaterais com o uso de inibidores da ECA ou de intolerância de fármacos de outros grupos. Entre os principais efeitos colaterais estão: tontura, dor de cabeça, fraqueza e inchaço recorrente. São contraindicações: hipersensibilidade, hipercalemia, desidratação e gravidez.

3.1.3 Bloqueadores dos canais de cálcio

Os bloqueadores dos canais de cálcio são fármacos que atuam bloqueando o influxo de íons cálcio no músculo liso vascular e nas células do músculo cardíaco durante a despolarização da membrana. Como a contração muscular depende em grande parte do influxo de cálcio, sua inibição causa relaxamento, principalmente nas artérias. Assim, os principais efeitos dos bloqueadores dos canais de cálcio são o relaxamento das células do músculo liso vascular e arterial, resultando em vasodilatação arterial.

Tabela 3.3 – Bloqueadores dos canais de cálcio

Fármaco	Dose usual
Anlodipino	2,5-10 mg/dia
Nifedipino	10-60 mg/dia
Nitrendipino	10-30 mg/dia
Diltiazem	80-240 mg/dia
Verapamil	120-360 mg/dia

Fonte: Elaborado com base em Barroso et al., 2021.

O principal uso dos bloqueadores dos canais de cálcio é destinado à hipertensão e à angina de peito (variante, esforço e instabilidade) e a alguns casos de arritmias. Alguns desses fármacos estão indicados na Tabela 3.3.

3.1.4 Betabloqueadores

Os betabloqueadores são uma das classes de medicamentos mais prescritas para o tratamento da hipertensão e constituem a principal escolha no tratamento da insuficiência cardíaca congestiva (ICC). Os betabloqueadores agem bloqueando os efeitos da adrenalina e diminuindo a frequência cardíaca, o que reduz a demanda de oxigênio do coração.

A primeira geração de betabloqueadores não era seletiva, o que significa que eles bloqueavam os receptores adrenérgicos beta-1 (β1) e beta-2 (β2). Os betabloqueadores de segunda geração são mais cardiosseletivos na medida em que são relativamente seletivos para os receptores β1. Essa seletividade relativa pode ser perdida em doses mais altas de medicamento. Os betabloqueadores de terceira geração são drogas que também apresentam ações vasodilatadoras por meio do bloqueio de receptores alfa vasculares.

Esses fármacos diminuem a pressão arterial ao reduzir o débito cardíaco. Muitas formas de hipertensão estão associadas a um aumento no volume sanguíneo e no débito cardíaco. Portanto, a redução do débito cardíaco pelo bloqueio beta pode ser um tratamento eficaz para a hipertensão, especialmente quando o fármaco é usado em conjunto com um diurético. O tratamento agudo com um betabloqueador não é muito eficaz na redução da pressão arterial em virtude de um aumento compensatório na resistência vascular sistêmica. O tratamento crônico reduz a pressão arterial mais do que o tratamento agudo, possivelmente em razão da redução da liberação de renina pelos rins (a liberação é parcialmente regulada pelos receptores adrenérgicos beta-1 nos rins) e dos efeitos do bloqueio beta no sistema nervoso central e periférico.

Os betabloqueadores utilizados clinicamente podem ser divididos em duas classes:

1. bloqueadores não seletivos (bloqueiam ambos os receptores β1 e β2);
2. bloqueadores β1 relativamente seletivos (betabloqueadores cardiosseletivos).

Alguns betabloqueadores têm mecanismos adicionais, além do bloqueio beta, que contribuem para seu perfil farmacológico único.

Muitos dos efeitos adversos dos betabloqueadores estão relacionados a mecanismos cardíacos, como bradicardia, capacidade reduzida de exercício, insuficiência cardíaca, hipotensão e bloqueio de condução nodal atrioventricular (AV). Portanto, os betabloqueadores são contraindicados em pacientes com bradicardia sinusal e bloqueio AV parcial. Esses efeitos são resultado do bloqueio excessivo de influências do sistema simpático normal no coração. São necessários cuidados especiais quando um betabloqueador é administrado em conjunto com bloqueadores cardíacos seletivos dos canais de cálcio (por exemplo, verapamil), graças aos seus efeitos aditivos na produção de depressão elétrica e mecânica.

Além disso, pode ocorrer broncoconstrição, especialmente quando betabloqueadores não seletivos são administrados a pacientes asmáticos. Logo, os betabloqueadores não seletivos são contraindicados em pacientes com asma ou doença pulmonar obstrutiva crônica. A broncoconstrição ocorre porque os nervos simpáticos que inervam os bronquíolos normalmente ativam os receptores β2-adrenérgicos que promovem a broncodilatação. Os betabloqueadores também podem mascarar a taquicardia, que serve como um sinal de alerta para hipoglicemia induzida por insulina em pacientes diabéticos; portanto, os betabloqueadores devem ser usados com cautela em diabéticos. Na Tabela 3.4, a seguir, estão listados alguns desses fármacos.

Tabela 3.4 – Betabloqueadores seletivos e não seletivos

Fármaco	Dose usual
Não seletivo β-1/β-2	
Propanolol	80-320 mg/dia
Carvedilol	12,5-50 mg/dia
Seletivo β-1	
Atenolol	50-100 mg/dia
Bisoprolol	5-20 mg/dia
Metoprolol	50-200 mg/dia
Nebivolol	2,5-10 mg/dia

Fonte: Elaborado com base em Barroso et al., 2021.

Os betabloqueadores apresentam efeitos benéficos de longo prazo sobre a mortalidade e doenças cardiovasculares quando usados em pessoas com insuficiência cardíaca ou infarto agudo do miocárdio. Acredita-se que os betabloqueadores tenham efeitos benéficos semelhantes quando utilizados como terapia de primeira linha para hipertensão. No entanto, o benefício dos betabloqueadores como terapia de primeira linha para hipertensão sem indicações convincentes é controverso.

3.2 Fármacos que atuam no coração

Os fármacos podem afetar a função do coração de três maneiras principais: alterar a força de contração do músculo cardíaco (efeitos inotrópicos); alterar a frequência do batimento cardíaco ou a frequência cardíaca (efeito cronotrópico); ou impactar a regularidade dos batimentos cardíacos (efeitos rítmicos).

O composto mais conhecido é a digoxina, que pertence à classe dos glicosídeos. Esses fármacos agem aumentando a força de contração do coração, atuando na bomba de sódio-potássio. Clinicamente, são fármacos que apresentam vários efeitos adversos que os tornam desvantajosos, entre os quais está a tendência a bloquear a condução do impulso elétrico que causa contração ao passar dos átrios para os ventrículos do coração (bloqueio cardíaco). Os glicosídeos cardíacos também tendem a produzir um ritmo cardíaco anormal, causando a geração de impulsos elétricos em outros pontos do coração que não a região normal do marcapasso, células que mantêm ritmicamente os batimentos cardíacos. Esses impulsos irregulares resultam em batimentos cardíacos ectópicos, que estão fora de sequência com o ritmo cardíaco normal.

Como a margem de segurança entre as doses terapêutica e tóxica dos glicosídeos é relativamente estreita, eles devem ser usados com cuidado. Esses medicamentos também aumentam a liberação de cálcio das reservas internas, o que resulta em um aumento do cálcio intracelular. Isso faz crescer a força de contração, já que os íons intracelulares de cálcio são responsáveis por iniciar o encurtamento das células musculares. Além de suas ações cardíacas, esse glicosídeo tende a causar náusea e perda de apetite. Como a digoxina tem meia-vida plasmática longa (dois dias), ela pode se acumular no corpo.

O segundo tipo de agentes inotrópicos que aumentam a força da contração do músculo cardíaco inclui a dobutamina. Administrada por via intravenosa em doses moderadas, a dobutamina aumenta a contração do coração sem afetar a pressão sanguínea ou a frequência cardíaca.

3.3 Diuréticos

Para entender a ação dos diuréticos, primeiro é preciso revisar como o rim filtra o líquido e forma a urina. À medida que o sangue flui através do rim, ele passa para os capilares glomerulares localizados dentro do córtex (zona externa do rim). Esses capilares glomerulares são altamente permeáveis à água e aos eletrólitos. A pressão hidrostática capilar glomerular direciona (filtra) água e eletrólitos para o espaço de Bowman e para o túbulo proximal.

Cerca de 20% do fluido que entra nos capilares glomerulares é filtrado (isso é denominado *fração de filtração*). O túbulo proximal, que fica dentro do córtex, é o local de transporte de sódio, água e bicarbonato do filtrado (urina), através da parede do túbulo e para o interstício do córtex. Cerca de 65-70% do sódio filtrado é removido da urina encontrada no túbulo proximal (isso é chamado de *reabsorção de sódio*). Esse sódio é reabsorvido iso-osmoticamente, ou seja, todas as moléculas de sódio reabsorvidas são acompanhadas por uma molécula de água. À medida que mergulha na medula, ou zona média do rim, o túbulo se torna mais estreito e forma uma alça (alça de Henle) que reentra no córtex. Como o interstício da medula é hiperosmótico e a alça de Henle é permeável à água, a água é reabsorvida da alça de Henle e no interstício medular. Essa perda de água concentra a urina na alça de Henle.

Figura 3.2 — *Néfron e processo de formação da urina: excreção e reabsorção dos componentes*

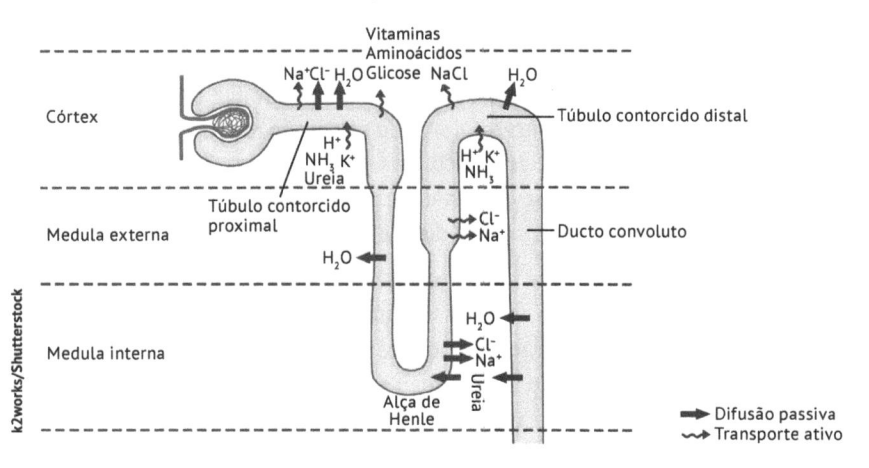

A porção ascendente, impermeável à água, apresenta um sistema de transporte que reabsorve sódio, potássio e cloreto na proporção de 1:1:2. Aproximadamente 25% da carga de sódio do filtrado original é reabsorvida no ramo ascendente. A partir daí, a urina flui para o túbulo contorcido distal, que é outro local de transporte de sódio (aproximadamente 5% por meio de um cotransportador de cloreto de sódio) para o interstício cortical. Finalmente, o túbulo volta à medula como o ducto coletor e depois à pelve renal, onde se junta a outros ductos coletores para sair do rim como ureter.

O segmento distal do túbulo contorcido distal e o ducto coletor superior têm um transportador que reabsorve o sódio (cerca de 1-2% da carga filtrada) em troca de íons de potássio e hidrogênio, que são excretados na urina. É importante compreender algumas particularidades sobre esse transportador. Primeiro, sua atividade é dependente da concentração tubular de sódio, de modo que, quando o sódio é alto, mais sódio é reabsorvido e mais potássio e íons hidrogênio são excretados. Segundo, esse transportador é regulado pela aldosterona, um hormônio mineralocorticoide secretado pelo córtex adrenal. O aumento da aldosterona estimula a reabsorção de sódio, o que também aumenta a perda de íons de potássio e hidrogênio na urina. Finalmente, a água é reabsorvida no ducto coletado através de poros especiais regulados pelo hormônio antidiurético, que é liberado pela hipófise posterior. O hormônio antidiurético (ADH) aumenta a permeabilidade do ducto coletor à água, o que leva ao aumento da reabsorção da água, a uma urina mais concentrada e a um fluxo de urina reduzido (antidiurese). Quase todo o sódio originalmente filtrado é reabsorvido pelo rim, de modo que menos de 1% do sódio originalmente filtrado permanece na urina final.

Os diuréticos são fármacos que agem nesse sistema, basicamente aumentando a excreção de urina, assim como minerais, ou também poupando a perda destes, reduzindo assim a retenção hídrica.

Se o rim excretar mais sódio, a excreção de água também aumentará. A maioria dos diuréticos produz diurese inibindo a reabsorção de sódio em diferentes segmentos do sistema tubular renal. Às vezes, prescreve-se uma combinação de dois diuréticos, visto que pode ser significativamente mais eficaz do que qualquer composto sozinho. A razão para isso é que uma porção do néfron pode compensar a reabsorção alterada de sódio em outro segmento de néfron; portanto, o bloqueio de vários locais de néfrons aumenta significativamente a eficácia.

3.3.1 Diuréticos de alça

Os diuréticos de alça inibem o cotransportador cloreto de sódio-potássio no ramo ascendente espesso. Esse transportador reabsorve normalmente cerca de 25% do sódio, razão pela qual a inibição dessa bomba pode resultar em um aumento significativo na concentração tubular distal de sódio, uma redução da hipertonia do interstício circundante e uma menor reabsorção de água no ducto coletor. Esse manejo alterado de sódio e água leva à diurese (aumento da perda de água) e à natriurese (aumento da perda de sódio). Ao atuarem no ramo ascendente espesso, que lida com uma fração significativa da reabsorção de sódio, esses fármacos se constituem em diuréticos muito poderosos. Esses medicamentos também induzem a síntese renal de prostaglandinas, o que contribui para sua ação renal, incluindo o aumento do fluxo sanguíneo renal e a redistribuição do fluxo sanguíneo cortical renal.

Os principais representantes dessa classe incluem a furosemida, a bumetanida e a torasemida.

3.3.2 Diuréticos tiazídicos

Os tiazídicos são os diuréticos mais comumente usados. São fármacos que inibem o transportador de cloreto de sódio no túbulo distal. Como esse transportador normalmente reabsorve apenas cerca de 5% de sódio filtrado, esses diuréticos são menos eficazes que os diuréticos de alça na produção de diurese e natriurese. No entanto, eles são suficientes para satisfazer muitas necessidades terapêuticas que requerem o uso de diuréticos. Seu mecanismo depende da produção de prostaglandinas renais.

Como os diuréticos de alça e os tiazídicos aumentam a distribuição de sódio para o segmento distal do túbulo distal, isso aumenta a perda de potássio (potencialmente causando hipocalemia), porque o aumento da concentração de sódio tubular distal estimula a bomba de sódio sensível à aldosterona para aumentar a reabsorção de sódio em troca de potássio e íon de hidrogênio, que são perdidos na urina. O aumento da perda de íons de hidrogênio pode levar à alcalose metabólica. Parte da perda de íons potássio e hidrogênio por diuréticos de alça e tiazida resulta da ativação do sistema renina-angiotensina-aldosterona que ocorre em razão da redução do volume sanguíneo e da pressão arterial. O aumento da aldosterona estimula a reabsorção de sódio e aumenta a excreção de íons de potássio e hidrogênio na urina. Essa classe é representada principalmente pela hidroclorotiazida, pela clortalidona, pela indapamida e pela clorotiazida.

3.3.3 Diuréticos poupadores de potássio

Ao contrário dos diuréticos de alça e dos tiazídicos, alguns dos diuréticos poupadores de potássio não atuam diretamente no transporte de sódio. Alguns medicamentos dessa classe antagonizam as ações da aldosterona (antagonistas dos receptores de aldosterona) no segmento distal do túbulo distal. Isso faz com que mais sódio (e água) passe para o ducto coletor e seja excretado na urina. Eles são chamados de *diuréticos poupadores de K+*, pois não produzem hipocalemia como os diuréticos de alça e os tiazídicos.

A razão para isso é que, ao inibir a reabsorção de sódio sensível à aldosterona, menos íons de potássio e hidrogênio são trocados por sódio por esse transportador e, portanto, menos potássio e hidrogênio são perdidos na urina. Outros diuréticos poupadores de potássio inibem diretamente os canais de sódio associados à bomba de sódio sensível à aldosterona e, portanto, têm efeitos similares nos íons de potássio e hidrogênio. Seu mecanismo depende da produção de prostaglandinas renais. Como essa classe de diurético tem efeitos relativamente fracos no controle de sódio, eles são frequentemente usados em conjunto com um tiazídico ou diurético de alça para ajudar a prevenir a hipocalemia. Exemplos de diuréticos poupadores de potássio mais comumente utilizados são a amilorida e a espironolactona.

3.3.4 Inibidores da anidrase carbônica

Os inibidores da anidrase carbônica inibem o transporte de bicarbonato do túbulo contorcido proximal para o interstício, o que leva a uma menor reabsorção de sódio nesse local e, portanto, a uma maior perda de sódio, bicarbonato e água na urina. Estes são os mais fracos dos diuréticos e raramente são usados em doenças cardiovasculares. Seu principal uso é no tratamento do glaucoma. São exemplos a acetazolamida e a dorzolamida.

Por seus efeitos no equilíbrio de sódio e água, os diuréticos diminuem o volume sanguíneo e a pressão venosa. Isso reduz a pré-carga cardíaca e, pelo mecanismo de Frank-Starling, diminui o volume sistólico ventricular e o débito cardíaco, o que leva a uma queda na pressão arterial. A diminuição da pressão venosa reduz a pressão hidrostática capilar, o que diminui a filtração do fluido capilar e promove a reabsorção do fluido capilar, reduzindo assim o edema, se presente.

3.4 Fármacos que atuam no sistema respiratório

O tônus do músculo liso das vias aéreas resulta de um equilíbrio entre influências simpáticas e parassimpáticas opostas. A atividade simpática causa broncodilatação, ao passo que a atividade parassimpática colinérgica do nervo vago causa broncoconstrição. Os medicamentos que aumentam a influência simpática ou diminuem a atividade parassimpática colinérgica geralmente causam broncodilatação pelo relaxamento do músculo liso das vias aéreas, podendo ser utilizados no tratamento da asma e da doença pulmonar obstrutiva crônica (DPOC). O controle simpático é mediado a nível celular por receptores β2. Agonistas como a adrenalina que se ligam a esses receptores acoplados à proteína G (Gs) estimulam a adenilato ciclase. Essa enzima catalisa a conversão, dentro da célula, de adenosina trifosfato (ATP) em adenosina monofosfato cíclica (AMPc). Através dos sistemas enzimáticos da quinase, o AMPc relaxa o músculo liso das vias aéreas. O AMP cíclico é degradado para 5'-AMP inativo pela enzima fosfodiesterase. Os fármacos que aumentam a concentração de AMPc dentro da célula relaxam o músculo liso das vias aéreas (por exemplo, β2-agonistas, inibidores da fosfodiesterase). Por outro lado, fármacos que reduzem o nível de AMPc (por exemplo, antagonistas β2) podem causar broncoconstrição.

O sistema parassimpático colinérgico é mediado por vários subtipos de receptores muscarínicos. O subtipo mais comum encontrado no tecido pulmonar é o receptor M3. Esse também é um receptor acoplado à proteína G (Gq), mas que, quando ativado, estimula a fosfolipase C a produzir trifosfato de inositol, que se liga aos receptores do retículo sarcoplasmático, causando liberação de cálcio dos estoques intracelulares e resultando em contração muscular lisa e broncoconstrição. Portanto, os agonistas muscarínicos causam broncoconstrição, e os medicamentos anticolinérgicos causam broncodilatação.

A histamina e outros mediadores também desempenham um papel importante na promoção da constrição brônquica via receptores histamínicos H1, especialmente durante anafilaxia, reações a medicamentos, alergias, asma e infecções respiratórias. Agentes anti-inflamatórios (por exemplo, esteroides) e estabilizadores de membrana (por exemplo, cromoglicato de sódio) podem reduzir ou prevenir a broncoconstrição nessas condições.

3.4.1 Broncodilatadores

Os broncodilatadores são comumente usados no tratamento da asma aguda ou na exacerbação da DPOC, com o objetivo de reverter o broncoespasmo anormal que ocorre nessas condições potencialmente fatais. Além de aliviarem os sintomas de chiado e dispneia, os broncodilatadores melhoram a adequação da ventilação e diminuem o trabalho respiratório.

AGONISTAS β-ADRENÉRGICOS

Os agonistas β-adrenérgicos são fármacos utilizados geralmente como tratamento de primeira linha para aliviar o broncoespasmo na asma e na DPOC. Esses medicamentos têm efeitos benéficos adicionais no tratamento da asma. Existem pelo menos três subtipos de receptores β no corpo: β1, encontrado no tecido cardíaco; β2, no tecido pulmonar e na vasculatura periférica; e β3, no tecido adiposo. Embora os β-agonistas não seletivos, como a adrenalina e a efedrina, possam ser utilizados como broncodilatadores, sua ação indesejada de β1 (por exemplo, taquicardia) faz concluir que os agonistas específicos de β2 são preferidos. O salbutamol, um simpatomimético sintético, é o β2-agonista seletivo mais comumente utilizado. Embora desenvolvido como um β2-agonista seletivo, o salbutamol pode ter efeitos colaterais β1 em doses elevadas. O salbutamol é um broncodilatador de ação curta, com rápido início de ação, usado no alívio de sintomas agudos.

Os principais efeitos adversos do uso dos β-agonistas incluem: taquicardia/taquiarritmias (efeito β1), resistência vascular periférica diminuída e hipotensão postural (efeito β2), tremor muscular (resultante de um efeito direto nos receptores β2 no músculo esquelético), hipocalemia causada pelo aumento da absorção de íons potássio pelos músculos esqueléticos (efeito β2) e efeitos metabólicos (aumento nas concentrações plasmáticas de ácidos graxos livres, insulina e glicose).

3.4.2 Fármacos anticolinérgicos

Como anticolinérgico, a atropina causa broncodilatação, porém efeitos adversos como taquicardia e mucosas secas limitam sua utilidade. Os fármacos anticolinérgicos são geralmente usados como agentes de segunda linha no tratamento do broncoespasmo agudo e são muito eficazes na redução da frequência de exacerbações agudas da DPOC quando tomados regularmente. Um dos medicamentos mais usados é o brometo de ipratrópio, um composto sintético derivado da atropina. O ipratrópio é ativo topicamente, razão pela qual há pouca absorção sistêmica do trato respiratório. O efeito máximo ocorre entre 30 e 60 minutos após a inalação e pode continuar por até 8 horas. O tiotrópio, introduzido mais recentemente, é um broncodilatador antimuscarínico e tem uma duração de ação mais longa que permite a administração uma vez ao dia.

Entre os efeitos adversos mais relatados com o uso de broncodilatadores antimuscarínicos está o efeito de boca seca. Outros efeitos adversos menos frequentes incluem náusea, constipação e palpitações. Os medicamentos são conhecidos por precipitar a retenção urinária aguda, motivo pelo qual devem ser utilizados com cautela em pacientes com hipertrofia prostática benigna. Eles também podem causar glaucoma agudo de fechamento do ângulo, principalmente quando administrados como nebulizadores (instilação acidental no olho) com salbutamol.

3.4.3 Expectorantes e mucolíticos

Expectorantes são fármacos que liquefazem as secreções do trato respiratório inferior. Eles são usados para o alívio sintomático das condições respiratórias caracterizadas por uma tosse seca e improdutiva. Melhoram a produção de fluidos do trato respiratório ao reduzir a adesividade e a tensão superficial desses fluidos, permitindo um movimento mais fácil das secreções menos viscosas. Os mucolíticos agem reduzindo o muco para ajudar pacientes respiratórios de alto risco a tossir secreções espessas.

Expectorantes e mucolíticos podem alterar o volume de secreções ou sua composição. Agentes mucolíticos diversos, como acetilcisteína, carbocisteína, bromexina e metilcisteína, são frequentemente usados para facilitar a expectoração, reduzindo a viscosidade do escarro em pacientes com bronquite crônica.

A guaifenesina é um relaxante muscular de ação central que também pode ter um efeito expectorante. Pode estimular secreções brônquicas por vias vagais. O volume e a viscosidade das secreções brônquicas não mudam, mas a liberação de partículas das vias aéreas pode acelerar.

A acetilcisteína ajuda a quebrar o muco respiratório e aumentar a depuração. Também pode aumentar os níveis de glutationa, que é um eliminador de radicais livres de oxigênio.

Agentes aromáticos como eucalipto e mentol têm efeitos descongestionantes no nariz e podem ser úteis em curto prazo no alívio da tosse.

3.5 Fármacos que agem no trato gastrointestinal

Os medicamentos que exercem um efeito sobre o trato gastrointestinal estão entre os mais frequentemente utilizados. Estão nesse grupo os anticolinérgicos, os anti-histamínicos, os antiácidos, os inibidores da bomba de prótons (IBPs), os antieméticos, os laxantes, os antidiarreicos ou antiespasmódicos e os estimulantes gastrointestinais. Condições ácido-pépticas como azia (pirose), dispepsia (indigestão), refluxo gastroesofágico e úlcera péptica (UP) (gástrica e duodenal) são frequentemente tratadas com medicamentos que reduzem a acidez intragástrica ou promovem a defesa da mucosa gastrointestinal.

3.5.1 Inibidores da bomba de prótons (IBPs)

Os inibidores da bomba de prótons (IBPs) são medicamentos que inibem irreversivelmente a adenosina trifosfatase ativada por H^+/K^+ (H^+/K^+-ATPase, comumente chamada de *bomba de prótons*) na célula parietal gástrica, o caminho comum final para a secreção ácida. Os IBPs se tornaram a classe de medicamentos de escolha no tratamento de doenças gastrointestinais relacionadas a ácidos, como úlcera péptica e refluxo gastroesofágico. Os IBPs estão entre os medicamentos mais utilizados graças à sua eficácia e segurança. Atualmente, essa classe de fármacos inclui os seguintes membros: omeprazol, esomeprazol, lansoprazol, pantoprazol, rabeprazol e dexlansoprazol.

Os IBPs são administrados como pró-fármacos inativos que se acumulam seletivamente no ambiente ácido do canalículo secretor da célula parietal gástrica. O IBP é rapidamente protonado e convertido na forma ativa do medicamento. Como os IBPs se ligam covalentemente às bombas de prótons ativas, é necessária a síntese de novas bombas ou a ativação de bombas de repouso para restaurar a atividade. Os efeitos adversos mais comuns relatados com os IBPs são dor de cabeça, diarreia e náusea (Shin; Sachs, 2004).

3.5.2 Antagonistas dos receptores H2

A histamina é um dos principais mediadores da secreção de ácido gástrico, juntamente com a acetilcolina e a gastrina. O caminho final comum é feito através da bomba de prótons. Os receptores H2 estão localizados nas membranas das células parietais secretoras de ácido do estômago. Os anti-histamínicos do receptor H2 (comumente chamados de *bloqueadores H2*) são antagonistas competitivos reversíveis da histamina nos receptores H2. A duração e o grau de supressão de ácido dependem da dose. Eles são agentes altamente seletivos, pois não afetam os receptores H1 e não são anticolinérgicos. A cimetidina, o primeiro desses medicamentos amplamente utilizado, revolucionou o tratamento das úlceras duodenais; logo após, vieram a ranitidina e a famotidina. Uma dose única usual de qualquer um dos antagonistas de H2 inibe 60% a 70% da secreção ácida total de 24 horas. Esses agentes são particularmente eficazes na inibição da secreção noturna de ácido, que é mais estimulada pela histamina. A secreção de ácido gástrico induzida por alimentos é mais estimulada pela gastrina e pela acetilcolina e é menos inibida pelos bloqueadores H2.

3.5.3 Laxantes

Laxantes são medicamentos amplamente utilizados no tratamento e na prevenção da constipação aguda e crônica. Para constipação crônica, são usados laxantes de ação leve, que causam fezes com consistência próxima à normal. Eles incluem doses pequenas e moderadas de águas minerais com efeito laxante, laxantes oleosos e remédios fitoterápicos contendo antraglicosídeos. Para evacuação rápida do reto, o glicerol (glicerina) é frequentemente empregado na forma de supositórios retais. Eles são irritantes para a membrana mucosa e estimulam as contrações do reto. O efeito se desenvolve entre 15 e 30 minutos.

A lactulose e o sorbitol são agentes que amolecem o conteúdo do cólon e aumentam seu volume. No intestino delgado, eles praticamente não são absorvidos. No intestino grosso, sob a influência de bactérias, eles são metabolizados para formar ácidos orgânicos. Estes últimos não são absorvidos e criam aumento da pressão osmótica, o que leva a um crescimento do volume do conteúdo do cólon e, consequentemente, a um aumento em seu peristaltismo.

Fármacos que atuam no sistema cardiorrespiratório e no trato gastrointestinal

Síntese

Neste capítulo, você conheceu a farmacologia do sistema cardiorrespiratório e do trato gastrointestinal. Vimos os aspectos fisiológicos e farmacológicos relacionados a esses sistemas.

O sistema cardiovascular, composto pelo coração e pelo sistema circulatório, é responsável pelo transporte de nutrientes e pela remoção de resíduos gasosos do corpo. As estruturas do sistema cardiovascular incluem coração, vasos sanguíneos e sangue. O sistema linfático também está intimamente associado ao sistema cardiovascular.

O coração é o órgão que fornece sangue e oxigênio a todas as partes do corpo. Esse músculo incrível produz impulsos elétricos por meio de um processo chamado *condução cardíaca*. Esses impulsos fazem com que o coração se contraia e depois relaxe, produzindo o que é conhecido como *batimento cardíaco*, o qual impulsiona o ciclo cardíaco, que bombeia o sangue para as células e tecidos do corpo.

O sistema circulatório fornece aos tecidos do corpo sangue rico em oxigênio e nutrientes importantes. O circuito pulmonar envolve o caminho da circulação entre o coração e os pulmões. O circuito sistêmico envolve o caminho da circulação entre o coração e o resto do corpo. Entre as doenças cardiovasculares estão os distúrbios do coração e dos vasos sanguíneos, como as doenças cardíacas coronárias, as doenças cerebrovasculares (acidente vascular cerebral), a pressão arterial elevada (hipertensão) e a insuficiência cardíaca.

Com base nesse contexto, examinamos as principais classes utilizadas no tratamento dessas doenças, como os inibidores da ECA, os BRAs, os bloqueadores dos canais de cálcio, os betabloqueadores, os antagonistas diretos da renina, os vasodilatadores e os diuréticos. De modo geral, são utilizados em combinação, considerando-se mais de uma classe para o tratamento.

Você conheceu também fármacos que agem sobre distúrbios respiratórios, os expectorantes e os mucolíticos. Esses medicamentos promovem a diluição do muco, facilitando a remoção das vias aéreas.

Por fim, vimos os fármacos que agem no trato gastrointestinal, incluindo os inibidores da bomba de prótons (omeprazol, pantoprazol etc.), utilizados em distúrbios como úlcera péptica e refluxo gástrico, e os antagonistas dos receptores H2 (cimetidina, ranitidina etc.), que também são eficazes no tratamento desses distúrbios, com o adicional de que inibem eficazmente a secreção noturna de ácido. Os laxantes são utilizados no tratamento e na prevenção da constipação, agindo de modo a facilitar a excreção do bolo fecal.

Questões para revisão

1. Qual é o papel da enzima renina na hipertensão arterial?
2. Como ocorre o efeito farmacológico dos betabloqueadores?
3. Qual das seguintes opções é uma ação inotrópica positiva?
    a. Diminuir a frequência cardíaca.
    b. Diminuir a condução celular.
    c. Aumentar a contratilidade.
    d. Reduzir a contratilidade.
4. Que grupo de medicamentos pode ser seletivo ou não seletivo?
    a. Bloqueadores dos canais de sódio.
    b. Bloqueadores beta.
    c. Bloqueadores dos canais de cálcio.
    d. Inibidores da ECA.

Fármacos que atuam no sistema cardiorrespiratório e no trato gastrointestinal

5. Qual dos seguintes medicamentos **não** é um inibidor da bomba de prótons?

   a. Cimetidina.
   b. Omeprazol.
   c. Pantoprazol.
   d. Rabeprazol.

Questão para reflexão

1. Ao longo deste capítulo, examinamos algumas patologias e seus principais tratamentos farmacológicos. No que se refere aos anti-hipertensivos, vimos que essa classe apresenta diferentes mecanismos de ação que são indicados para casos específicos, sendo extremamente importante haver o acompanhamento terapêutico por um profissional habilitado. Desse modo, qual seriam os fatores necessários para que o paciente tenha maior adesão ao tratamento e para que este seja eficaz e seguro?

Para saber mais

ARONSON, J. K. **Meyler's Side Effects of Drugs**: The International Encyclopedia of Adverse Drug Reactions and Interactions. 16. ed. Amsterdam: Elsevier, 2015.

A obra de Aronson aborda os efeitos adversos de fármacos que agem no trato gastrointestinal, realizando comparações entre as classes farmacológicas.

SHAW, D. H. Drugs Acting on the Gastrointestinal Tract. In: DOWD, F. J.; JOHNSON, B. S.; MARIOTTI, A. J. **Pharmacology and Therapeutics for Dentistry**. 7. ed. USA: Elsevier, 2017. p. 404-416.

O artigo de David Shaw analisa os efeitos dos fármacos que agem no trato gastrointestinal. Trata-se de um texto de revisão que aborda os principais fármacos utilizados em distúrbios gástricos.

SHIN, J. M.; SACHS, G. Proton Pump Inhibitors. In: JOHNSON, L. R. (Ed.). **Encyclopedia of Gastroenterology**. USA: Elsevier, 2004. p. 259-262.

O trabalho em questão apresenta uma revisão bibliográfica com ênfase nos fármacos inibidores da bomba de prótons. O artigo aborda a fisiologia do sistema gástrico e os efeitos farmacológicos desses fármacos no organismo.

Capítulo 4

Fármacos que atuam no sangue, nos órgãos hematopoiéticos, na inflamação e na antinocicepção

Deborah Galvão Coelho da Silva

Conteúdos do capítulo:
- Hematopoiese.
- Farmacologia dos anticoagulantes.
- Mecanismo da inflamação.
- Mediadores inflamatórios.
- Fármacos anti-inflamatórios.
- Nocicepção.

Após o estudo deste capítulo, você será capaz de:
1. compreender o sistema hematológico e sua importância;
2. diferenciar os fármacos antilipêmicos e seus mecanismos de ação;
3. analisar a cascata de coagulação e seus fatores;
4. compreender a diferença entre os anticoagulantes e suas atividades;
5. identificar os anti-inflamatórios e suas diferentes ações;
6. avaliar o uso dos opiáceos e suas principais indicações.

A farmacologia é constantemente desafiada pelas alterações fisiológicas que ocorrem nos mais diversos sistemas do corpo humano. Algumas patologias, como as dislipidemias e seus processos fisiopatológicos, os distúrbios hematológicos, os processos inflamatórios, assim como tantas outras que alteram funções vitais do organismo, estão em constante mudança, determinada por fatores que têm implicação em seu desenvolvimento, como as alterações genéticas, por fatores ambientais, por disfunções metabólicas, por patógenos, entre outros elementos. Isso se torna um desafio tanto para a pesquisa em busca de novos medicamentos ou até mesmo da alteração dos já utilizados quanto para o manejo clínico, visto que muitas vezes as patologias são consequência de um prejuízo orgânico previamente existente. A caracterização desses processos, os fatores envolvidos e o tratamento farmacológico são os assuntos de que trataremos neste capítulo.

4.1 Fármacos utilizados em doenças do sangue

Conhecer o processo patológico das doenças que envolvem a circulação sanguínea é extremamente importante, uma vez que ajuda a compreender o modo como os fármacos empregados nesses casos agem. Algumas doenças ocorrem pelo processo de alterações endócrinas e metabólicas, como é o caso das dislipidemias, enquanto outras acontecem pelo prejuízo em processos fisiológicos normais, como os distúrbios da coagulação, em que fatores comuns a esse processo são ausentes ou até mesmo não funcionam de maneira adequada. Vamos discutir esses processos mais detalhadamente.

4.1.1 Dislipidemias: da fisiopatologia à farmacoterapia

As dislipidemias ocorrem por alterações dos níveis lipídicos no sangue, contribuindo para o processo aterosclerótico. Esse processo aterogênico leva à formação de placas, chamadas *ateromas*, e também a eventos tromboembólicos e outros acidentes vasculares. Em razão de suas características hidrofóbicas, os lipídios circulam pelo sangue ligados a uma proteína plasmática. Essas proteínas são complexos solúveis em água, capazes de carrear essas moléculas de gordura. As anormalidades lipídicas ocorrem pelo aumento do colesterol de lipoproteína de baixa densidade (LDL), pela diminuição do colesterol de lipoproteína de alta densidade (HDL) e pelo aumento dos triglicerídeos séricos (Brunton; Hilal-Dandan; Knollmann, 2018). A lipoproteína de muito baixa densidade (VLDL) carrega triglicerídeos, e os quilomícrons são lipoproteínas que carregam cerca de 85-95% do triglicerídeo proveniente da dieta. Já é bem conhecido que as lipoproteínas HDL apresentam efeito protetor na parede dos vasos sanguíneos, levando à redução na progressão da aterosclerose (Assmann; Gotto Jr., 2004).

O transporte do colesterol para órgãos e tecidos é necessário para a formação de membranas de células hematológicas, a produção de hormônios esteroides, a conversão de colesterol em ácidos biliares no fígado, o armazenamento e a reserva energética, entre outros aspectos.

As causas das dislipidemias podem ser primárias, como influência genética, estilo de vida, sedentarismo e hábitos alimentares, que podem funcionar como fatores desencadeantes. As causas secundárias podem estar relacionadas a outras doenças preexistentes, como diabetes *mellitus*, obesidade, insuficiência renal e hipotireoidismo, ou estar associadas ao uso de fármacos como diuréticos e betabloqueadores, retinoides, hormonais, entre outros. Embora os sintomas em muitos dos casos sejam silenciosos, os principais são *angina pectoris*, infarto do miocárdio, arteriosclerose, acidente vascular encefálico e insuficiência vascular periférica, todos capazes de comprometer a qualidade de vida do indivíduo.

Diante desse cenário, o tratamento das dislipidemias torna-se um desafio clínico, visto que diversos sistemas fisiológicos estão envolvidos. A seguir, vamos examinar os principais tratamentos prescritos e suas classes farmacológicas.

ESTATINAS

As estatinas são inibidores competitivos da 3-hidroxi-3-metilglutaril-coenzima A redutase (HMG-CoA), a enzima-chave que cataboliza a etapa inicial de limitação da taxa na biossíntese de colesterol no fígado. A diminuição do colesterol intracelular resulta em aumento do número de receptores no hepatócito, o que, por sua vez, redunda em níveis aumentados de circulação do colesterol LDL e na redução do nível sérico de colesterol total. Atualmente, as estatinas são os agentes de colesterol mais potentes e bem tolerados disponíveis. Eles são capazes de causar uma redução de 20% a 40% no colesterol total e nos níveis de LDL.

Os representantes dessa classe incluem: sinvastatina, atorvastatina, pitavastatina, pravastatina, fluvastatina e rosuvastatina.

FIBRATOS

Os fibratos são eficazes na hipertrigliceridemia e na hipercolesterolemia. O principal mecanismo dos fibratos ocorre mediante a ativação dos fatores de transcrição de genes conhecidos como PPAR, particularmente o PPAR-α, que regula a expressão de genes que controlam o metabolismo das lipoproteínas.

Há várias consequências da ativação do PPAR-α, com a redução do colesterol LDL circulante e dos triglicerídeos e o aumento do colesterol HDL:

- Ocorre o aumento da captação de ácidos graxos livres pelo fígado graças à indução da proteína transportadora de ácidos graxos na membrana celular. No fígado, os ácidos graxos são esterificados como resultado do aumento da atividade da enzima acil-CoA sintetase. Os ácidos graxos esterificados estão menos disponíveis para a síntese de triglicerídeos hepáticos.
- Também ocorre o aumento da atividade da lipoproteína lipase, que, por sua vez, aumenta a liberação de triglicerídeos das lipoproteínas no plasma.
- Observa-se a formação de LDL maior e mais flutuante, com maior afinidade por seus receptores, razão pela qual é removido mais rapidamente da circulação.

Os principais representantes dessa classe são: genfibrozila, ciprofibrato, bezafibrato e fenofibrato. Foi demonstrado que esses agentes causam progressão reduzida e alguma regressão da aterosclerose obstrutiva nas artérias coronárias, conforme indicado por estudos angiográficos. A redução da mortalidade causada por esses medicamentos parece ser menor do que a observada com estatinas (Chapman, 2003).

INIBIDORES DA ABSORÇÃO DE COLESTEROL

Os inibidores da absorção de colesterol atuam no intestino delgado, diminuindo a absorção de colesterol pelo trato digestivo. O ezetimiba é o primeiro de uma nova classe desses fármacos com benefícios clínicos demonstrados na redução de lipídios. A principal vantagem desse novo agente é que ele pode ser combinado com uma estatina sem o risco de lesões musculares graves, danos e insuficiência renal, ao passo que a combinação de fibratos com estatinas pode causar efeitos adversos graves, embora raramente. A coadministração de ezetimiba e sinvastatina causa uma redução média do colesterol em 50%.

4.1.2 Distúrbios de coagulação

Os distúrbios de coagulação são condições que afetam as atividades de coagulação do sangue. Esses distúrbios podem resultar em hemorragia (coagulação muito pequena que causa risco aumentado de sangramento) ou trombose (coagulação excessiva que causa coágulos sanguíneos que obstruem o fluxo sanguíneo). Para compreender melhor como isso acontece, primeiramente é preciso entender como ocorre o processo de coagulação.

A primeira fase se concentra em um processo que envolve a formação de trombo (coágulo sanguíneo) mediante uma sequência que compreende mecanismos celulares por plaquetas. As plaquetas podem ser encontradas no sangue, onde circulam e são principalmente envolvidas na formação de tampão nos vasos sanguíneos danificados. A segunda fase é baseada em fatores de coagulação que atuam em conjunto para formar um coágulo de fibrina. Os dois sistemas se coordenam para formar um coágulo, mas dependem de três aspectos importantes: os fatores de coagulação sintetizados no fígado; o cálcio ionizado do sangue; e os fosfolipídios, que são componentes das membranas plaquetárias. As plaquetas desempenham um papel fundamental na coagulação do sangue (Insull Jr., 2009). O processo de hemostasia está resumido a seguir:

1. Quando há lesão ao endotélio, o colágeno adjacente é exposto às plaquetas que estão presentes na circulação sanguínea. Essas plaquetas se ligam diretamente ao colágeno por meio de receptores de superfície glicoproteína Ia/IIa específicos para o colágeno.
2. A adesão das plaquetas ao colágeno exposto nas superfícies celulares endoteliais é geralmente mediada pelo fator de von Willebrand (fvW), uma substância sintetizada e liberada pelas plaquetas e pelo endotélio. Esse fator liga as plaquetas às fibrilas de colágeno.

3. Para que a hemostasia ocorra adequadamente, as plaquetas devem aderir ao colágeno exposto, liberar o conteúdo dos grânulos e agregar.
4. O processo de ligação da glicoproteína plaquetária ao colágeno resulta na ativação da integrina plaquetária. A integrina de plaquetas, por sua vez, resulta na forte ligação das plaquetas à matriz extracelular.
5. As plaquetas são ativadas e liberam o conteúdo dos grânulos armazenados no plasma sanguíneo. Entre eles estão: o ADP (adenosina difosfato), o FWv, o tromboxano, o fator de ativação de plaquetas e a serotonina; esta, por sua vez, ativa mais plaquetas no sistema sanguíneo.
6. O processo no qual as plaquetas se agrupam é conhecido como *agregação plaquetária*.
7. O conteúdo dos grânulos ativa um receptor de proteína que está ligado à proteína tipo Gq, o que resulta no aumento da concentração de cálcio no citosol das plaquetas.
8. O cálcio, então, ativa a proteína quinase C, que mais tarde leva à ativação de uma fosfolipase específica. Essa fosfolipase tem o papel de modificar a glicoproteína da membrana da integrina, tornando-a mais atraída pelo fibrinogênio. O cruzamento de ligações entre o fibrinogênio e a glicoproteína ajuda na agregação das plaquetas adjacentes, finalizando o processo de hemostasia primária.

Conhecendo-se esse processo de hemostasia, é possível avançar e entender como ocorre o processo de coagulação e os fatores nele envolvidos. É isso o que veremos a seguir.

O processo de formação de fibrina ocorre em duas vias diferentes da cascata de coagulação da hemostasia secundária. As vias são a ativação por contato (via intrínseca) e a via do fator tecidual (via extrínseca).

Todos os componentes necessários para o processo de coagulação são encontrados no sangue. Como tal, as proteínas necessárias para que ocorra essa coagulação fazem parte da via intrínseca da coagulação sanguínea. Esse caminho envolve uma série de proteínas, cofatores de proteínas e enzimas, que interagem nas reações que ocorrem nas superfícies da membrana. Essas reações são iniciadas por lesão tecidual e resultam na formação de um coágulo de fibrina.

A via intrínseca é iniciada pela ativação do fator XII[1] por certas superfícies carregadas negativamente, incluindo o vidro. O cininogênio de alto peso molecular e a pré-calicreína são duas proteínas que facilitam essa ativação. A forma enzimática do fator XII (fator XIIa) catalisa a conversão do fator XI em sua forma enzimática (fator XIa). O fator XIa catalisa a conversão do fator IX na forma ativada, fator IXa, em uma reação que requer íons cálcio. O fator IXa reúne-se na superfície das membranas em complexo com fator VIII; o complexo do fator IXa–fator VIII requer cálcio para estabilizar certas estruturas nessas proteínas associadas às suas propriedades de ligação à membrana. O fator X se liga ao complexo do fator IXa–fator VIII e é ativado ao fator Xa. O fator Xa forma um complexo com fator V nas superfícies da membrana em uma reação que também requer íons cálcio. A protrombina se liga ao complexo do fator Xa–fator V e é convertida em trombina, uma enzima potente que cliva o fibrinogênio em fibrina, um monômero. As moléculas de monômeros de fibrina se ligam (polimerizam) para formar fibras longas. Posteriormente, a ligação adicional entre as unidades do polímero é promovida por uma enzima conhecida como *fator XIIIa*, que estabiliza o coágulo recém-formado por ligações cruzadas.

Na via extrínseca, após uma lesão ao tecido, a coagulação sanguínea é ativada e um coágulo de fibrina é formado rapidamente. A proteína na superfície das células responsáveis pelo início da coagulação sanguínea é conhecida como *fator tecidual* ou *tromboplastina tecidual*. O fator tecidual é encontrado em muitas células do corpo, mas é particularmente abundante nas do cérebro, dos pulmões e da placenta.

O fator tecidual serve como cofator do fator VII para facilitar a ativação do fator X. Como alternativa, o fator VII pode ativar o fator IX, que, por sua vez, pode ativar o fator X. Uma vez ativado, o fator X passa a ativar a protrombina na trombina em uma reação que requer fator V. A trombina

---

[1] A maioria dos fatores pró-coagulantes e anticoagulantes são produzidos pelo fígado, exceto os fatores III, IV e VIII. Essas proteínas sofrem uma modificação pós-translacional (vitamina K dependente de carboxilação de resíduos de ácido glutâmico) que lhes permite ligar cálcio e outros cátions divalentes e participar da cascata de coagulação. A deficiência de vitamina K ou a administração de antagonistas de vitamina K (varfarina) levam à anticoagulação. A nomenclatura das proteínas de coagulação é bastante complexa. Os primeiros 4 dos 12 fatores originalmente identificados são referidos por seus nomes comuns, ou seja, *fibrinogênio*, *protrombina*, *fator tecidual* (FT) e *cálcio*, aos quais não se atribui nenhum numeral romano.

converte fibrinogênio em fibrina. Com exceção do fator VII, todos os componentes da via extrínseca também são componentes da via intrínseca.

A via comum (fator X, fator V, protrombina e fibrinogênio) é compartilhada pelos dois sistemas. Embora ambas as vias ofereçam a oportunidade de obter informações significativas sobre proteínas de coagulação usando o tempo parcial de tromboplastina e o tempo de protrombina, é mais provável que a via fisiologicamente importante da coagulação sanguínea seja a via extrínseca iniciada pelo fator tecidual. Na Figura 4.1, podemos visualizar essas duas vias detalhadamente.

Figura 4.1 – Cascata de coagulação

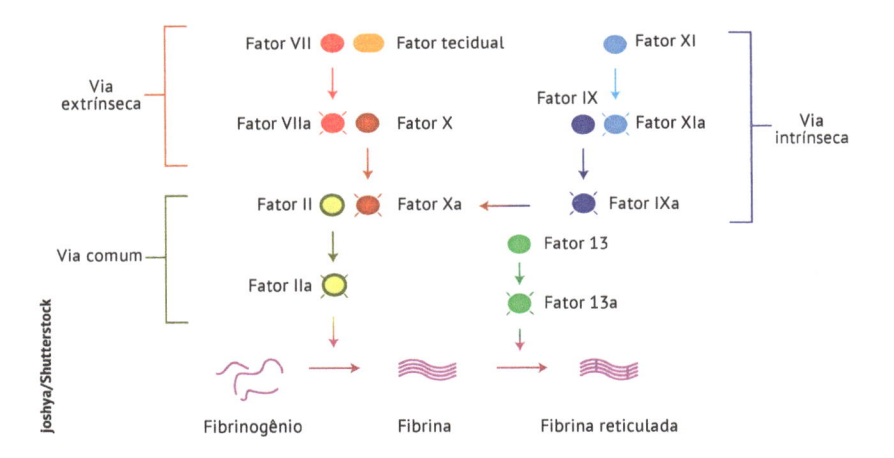

As pessoas que apresentam qualquer alteração em alguns desses fatores estão propensas a desenvolver coagulopatias que vão comprometer todo o processo de coagulação. Doenças herdadas geneticamente, ou mesmo adquiridas, podem causar esses problemas, provocando a ocorrência tanto de trombos quanto de hemorragias. A hemofilia, por exemplo, é um problema hereditário que compromete a formação do coágulo, levando o indivíduo a quadros hemorrágicos prolongados ou espontâneos, em razão de uma síntese anormal de um fator de coagulação.

Na sequência, vamos abordar fármacos utilizados nesses distúrbios de coagulação e seu mecanismo de ação.

ANTICOAGULANTES ORAIS

Os anticoagulantes são usados para impedir a formação ou o crescimento de trombos de fibrina/eritrócitos na circulação venosa. Eles não são úteis no tratamento de trombos arteriais, compostos principalmente por agregados de plaquetas. Diferentes anticoagulantes se concentram em diferentes fases do processo, mas o resultado é a prevenção ou a extensão do coágulo.

Entre os anticoagulantes orais atualmente disponíveis estão a varfarina, os inibidores diretos da trombina e os inibidores diretos do fator Xa.

A varfarina afeta os quatro fatores de coagulação dependentes da vitamina K: II (protrombina), VII, IX e X. Nos intestinos, a varfarina bloqueia a enzima vitamina K epóxido-redutase, a enzima necessária para converter a vitamina K em sua forma ativa. Seu principal efeito adverso é o sangramento. Quando o sangramento requer tratamento (em vez de simplesmente interromper o medicamento), a vitamina K1 (fitomenadiona) é usada para reverter o impacto da droga no desenvolvimento de fatores de coagulação dependentes da vitamina K1.

Entre os inibidores diretos da trombina estão: etexilato de dabigatrana, bivalirudina, desirudina e argatroban (apenas a dabigatrana está disponível para administração oral). Os inibidores diretos da trombina ligam-se diretamente à trombina, não requerem um cofator como a antitrombina para exercer seu efeito e impedem: i) a conversão de fibrinogênio em fibrina; ii) a ativação do fator XIII; iii) a conversão de fibrina solúvel em fibrina insolúvel; e iv) a ativação e a agregação de plaquetas mediadas por trombina. Os principais efeitos adversos ligado à dabigatrana incluem sangramento, gastrite erosiva, gastrite hemorrágica e refluxo gastrointestinal, hemorragia e úlceras.

Os inibidores diretos do fator Xa (rivaroxaban, apixaban, edoxaban e betrixaban) diminuem a produção de trombina e impedem a formação de coágulos. Seus principais efeitos adversos incluem sangramento, hematoma, tontura, erupção cutânea, anemia, espasmos musculares e dores nos braços ou pernas.

ANTICOAGULANTES PARENTERAIS

Os anticoagulantes parenterais são utilizados principalmente para prevenir e tratar a trombose venosa profunda (TVP) e a embolia pulmonar (EP) associada a condições clínicas, como fibrilação atrial, doença cardíaca e aterosclerose.

A heparina não fracionada (HNF) é um anticoagulante parenteral de ação rápida que suprime a coagulação pela ligação com a proteína plasmática antitrombina III para aumentar sua atividade inibitória contra os fatores de coagulação IIa (trombina), Xa, XIIa e IXa. Sem esses fatores, a formação de fibrina diminui e o sangue não pode formar um coágulo adequado. O complexo heparina/antitrombina se forma rapidamente e os efeitos são observados em poucos minutos quando o medicamento é administrado por via intravenosa. A heparina também pode ser administrada por injeção subcutânea, mas, em razão de seu grande tamanho molecular e polaridade, não pode ser administrada por via oral. Quando administrada por via intravenosa, tem meia-vida de 1 a 2 horas (Garcia et al., 2012)

A enoxaparina é uma heparina de baixo peso molecular (HBPM). Ela é semelhante à HNF, uma vez que bloqueia o fator Xa, porém é menos eficaz na inativação da trombina.

4.2 Fármacos que agem no sistema hematopoiético

O sistema hematopoiético é formado por órgãos responsáveis pela hematopoiese ou pela produção dos elementos celulares do sangue: glóbulos vermelhos, glóbulos brancos e plaquetas. Durante o desenvolvimento embrionário, essa função é realizada principalmente no baço, no fígado e na medula óssea e, após o nascimento, a produção desses elementos é realizada principalmente pela medula óssea e pelos linfonodos. Os elementos celulares fornecem oxigênio (glóbulos vermelhos), iniciam a coagulação (plaquetas) e protegem contra micróbios e antígenos (glóbulos brancos).

O sistema hematopoiético permite que o corpo renove continuamente glóbulos vermelhos, plaquetas e glóbulos brancos (granulócitos, monócitos e linfócitos) no sangue. Dessa maneira, o organismo sempre pode ter os elementos do sangue de que precisa, mesmo que tenham uma vida útil bem definida.

De fato, os glóbulos vermelhos, que permitem o transporte de oxigênio para os tecidos e de dióxido de carbono para os pulmões, têm uma vida útil de cerca de 120 dias, após os quais devem ser substituídos. Outros elementos, como os neutrófilos, vivem muito menos e, após seis horas, precisam ser substituídos por novos elementos.

A hematopoiese é o processo pelo qual nosso corpo produz glóbulos vermelhos, glóbulos brancos e plaquetas. Esse processo requer minerais e vitaminas e é regulado por fatores de crescimento hematopoiéticos que promovem a diferenciação e a maturação das células-tronco da medula para formar leucócitos, eritrócitos e plaquetas. Em um ambiente de laboratório, fatores de crescimento hematopoiéticos podem causar células-tronco para formar colônias de células sanguíneas maduras. Graças a essa ação, alguns fatores de crescimento hematopoiéticos também são conhecidos como *fatores estimuladores de colônias*. As aplicações terapêuticas dos fatores de crescimento hematopoiético incluem:

- aceleração da repopulação de neutrófilos e plaquetas após quimioterapia para câncer;
- aceleração da recuperação da medula óssea após transplante autólogo de medula óssea (TMO);
- estimulação da produção de eritrócitos em pacientes com insuficiência renal crônica (IRC).

Os fatores eritropoiéticos de crescimento – também conhecidos como *agentes estimuladores da eritropoiese* (AEEs) – estimulam a produção de eritrócitos (glóbulos vermelhos). Por aumentarem a produção de hemácias, os AEEs representam uma alternativa às infusões para pacientes com baixa contagem de hemácias, incluindo pacientes com insuficiência renal crônica e pacientes com câncer submetidos à quimioterapia mielossupressora.

A alfaepoetina é um fator de crescimento produzido pela tecnologia do DNA recombinante. Quimicamente, o composto é uma glicoproteína que contém 165 aminoácidos. A porção proteica da alfaepoetina é idêntica à da eritropoietina humana, um hormônio que ocorre naturalmente.

A eritropoietina é o regulador mais importante da proliferação de progenitores eritroides comprometidos em sua progênie imediata. Em sua ausência, a anemia grave está invariavelmente presente, comumente observada em pacientes com insuficiência renal. A eritropoiese é controlada por um sistema de *feedback* no qual um sensor no rim detecta alterações na entrega de oxigênio para modular a secreção de eritropoietina.

Além dos fatores de crescimento, há também a reposição de minerais cuja carência está intimamente ligada à ocorrência de diversos tipos de anemias.

A anemia, uma concentração subnormal de eritrócitos ou hemoglobina no sangue, pode resultar de eritropoiese inadequada, perda de sangue ou hemólise acelerada. A eritropoiese pode ser prejudicada pela falta de nutrientes essenciais ou pelos efeitos mielossupressores de certos medicamentos ou irradiação. Infecção, câncer, deficiências endócrinas e inflamação crônica também podem causar anemia. Deficiências de ferro, ácido fólico e vitamina B12 são as causas mais comuns de anemia nutricional.

O ferro, um mineral essencial da dieta, serve como um componente importante da hemoglobina, da mioglobina e de várias enzimas. A ingestão média de ferro na dieta é de 18 a 20 mg/dia, mas as pessoas com reservas normais de ferro absorvem apenas cerca de 10% dessa quantidade. A absorção aumenta duas ou três vezes quando o ferro armazenado se esgota ou quando a eritropoiese ocorre a uma taxa acelerada. A absorção desse elemento é regulada pela quantidade de ferro que é armazenada na mucosa intestinal.

4.3 Fármacos anti-inflamatórios não esteroidais

Os anti-inflamatórios não esteroidais (Aines) são uma das classes de anti-inflamatórios mais utilizadas no mundo. Apresentam potente atividade anti-inflamatória, analgésica e antipirética. Um de seus principais mecanismos de ação é a inibição da ciclo-oxigenase (COX), a enzima responsável pela biossíntese das prostaglandinas e do tromboxano. Sua principal indicação era contra dor reumática de origem inflamatória, mas agora seu uso vai muito além disso. O mecanismo de ação explica seus efeitos adversos graves mais frequentes (distúrbios digestivos, como gastrite ou úlcera digestiva complicada por sangramento, e distúrbios renais, como insuficiência renal aguda em pacientes em risco). Esses fármacos podem ser divididos em duas categorias: inibidores da enzima COX-1 e inibidores da enzima COX-2. A COX-1 (fisiológica) é do tipo constitutiva, ou seja, está presente em quase todos os tecidos (vasos sanguíneos, plaquetas, estômago, intestino, rins). A COX-2 está presente predominantemente em situações inflamatórias; alguns estudos, como o de Lee, Rodriguez e Dionne (2005), já mostraram que ela interfere em várias respostas fisiológicas, como transmissão da dor, ação antiaterogênica e efeito vasoprotetor, em razão da ação da prostaciclina. A seguir, veremos essas diferentes classes e seus principais efeitos fisiológicos.

4.3.1 Inibidores da COX-1

Os Aines antagonizam a enzima ciclo-oxigenase e suprimem a conversão do ácido araquidônico em prostaglandina. Assim, diminuem a secreção de prostaglandina no tecido inflamado, e inibem as enzimas COX-1 e COX-2. A diminuição da secreção de prostaglandina no tecido inflamado ajuda a reduzir a dor e as toxinas que causam febre. Ao mesmo tempo, a diminuição da secreção de prostaglandina no estômago e no intestino causa a formação de úlceras e superfície de úlcera na forma de sangramento, uma vez que a proteção dessas membranas mucosas pela prostaglandina é removida. Os Aines inibidores da COX-1 inibem a enzima COX-1 e causam diminuição da febre, da dor e da intensidade da inflamação, além de removerem a proteção da membrana mucosa, resultando na formação de úlceras como consequência da exposição dessa mucosa. Entre os principais representantes dessa classe estão: salicilatos (ácido acetilsalicílico); derivados do ácido propiônico (ibuprofeno, cetoprofeno, naproxeno); derivados do ácido acético ou indolacético (indometacina, cetorolaco, etodolaco, sulindaco); derivados do ácido enólico (dipirona, meloxicam, piroxicam); e derivados do ácido antranílico ou fenamato (ácido mefenâmico).

4.3.2 Inibidores da COX-2

Inibidores seletivos da COX-2 são frequentemente administrados para dor inflamatória, como osteoartrite, artrite reumatoide e espondilite anquilosante. Entre os fármacos representantes dessa classe estão: celecoxibe, etoricoxibe e valdecoxibe. Os inibidores da COX-2 podem aumentar o risco de ataque cardíaco fatal ou derrame. O risco tende a aumentar quanto maior for a dosagem e maior for a duração do tratamento. Embora o celecoxibe esteja associado a um menor risco de efeitos colaterais gastrointestinais (GI), ele deve ser usado com cautela em pessoas com úlcera GI ativa ou com sangramento ou doença inflamatória intestinal. Os inibidores da COX-2 também podem retardar a capacidade do sangue de coagular, aumentando o risco de hemorragia. A maioria dos Aines, incluindo o celecoxibe, não deve ser tomada durante os últimos três meses de gravidez ou durante a amamentação, exceto sob orientação médica.

4.4 Fármacos antinociceptivos

A nocicepção é a detecção de estímulos dolorosos. Neurônios especializados nos gânglios da raiz dorsal (DRG) ou nos gânglios trigêmeos se projetam na pele e nos tecidos moles para detectar extremos de calor, sinais frios, mecânicos e químicos e alertar o corpo sobre possíveis perigos.

O processo de estímulo-resposta envolve a estimulação de fibras nervosas portadoras de dor periférica (por exemplo, fibras C e fibras A-delta – Aδ) e a transmissão de impulsos ao longo dos nervos periféricos do sistema nervoso central (SNC), onde o estímulo é percebido como dor.

A maioria dos estímulos nocivos é transformada em atividade elétrica nos terminais periféricos das fibras Aδ e C por receptores específicos ou canais de íons sensíveis ao calor, estímulos mecânicos, prótons ou frio. Entre os canais bloqueados por ligantes expressos nos neurônios nociceptivos estão receptores excitatórios de aminoácidos, receptores Gaba, receptores nicotínicos de acetilcolina, receptores serotoninérgicos (triptaminérgicos ou 5-hidroxitriptamina) e receptores de adenosina trifosfato P2X. Esses receptores permitem que os neurônios nociceptivos primários respondam a uma ampla gama de mediadores

Quando a dor persiste além de alguns meses, apesar das tentativas no gerenciamento convencional, ela é considerada crônica. Devido à complexidade patológica e à pouca resposta ao tratamento, a dor crônica é portanto, difícil de ser controlada, sendo necessária em alguns casos a politerapia. A dor causada por danos aos tecidos é referida como nociceptiva e geralmente responde a Aines e opioides. Se ocorre em razão de um distúrbio do sistema nervoso, como a neuralgia trigeminal, a dor é considerada neuropática e a resposta a Aines e opioides é geralmente fraca. A seguir, veremos alguns dos fármacos diferentes dos Aines utilizados no tratamento da dor.

4.4.1 Opiáceos de uso comum

As drogas opioides imitam as ações dos peptídeos opioides endógenos, como endorfinas, dinorfinas, encefalinas e endomorfinas, ao interagirem com receptores específicos.

Atualmente, três tipos distintos de receptores opioides – µ, δ e κ – são reconhecidos.

A ativação desses neurotransmissores é o que afeta o humor, o movimento, a digestão, as sensações de dor, o desejo sexual, a respiração e o sistema de recompensa do cérebro. É isso que causa o alívio da dor, a euforia e o relaxamento pelos quais os opioides são conhecidos.

Esse mecanismo de ação dos opioides ocorre naturalmente quando o cérebro libera endorfinas ou outros neurotransmissores opioides.

O medicamento mais frequentemente associado à analgesia potente na população em geral é a morfina. A morfina atua diretamente no SNC. Existem receptores específicos nesse sistema aos quais a morfina se liga (receptor mi – µ) que reduzem a sensação de dor.

A morfina pode ser administrada por várias vias (oral, intravenosa, intramuscular, retal e na área da coluna vertebral), tendo duração de ação de 3 a 7 horas.

Opioides como codeína, oxicodona e buprenorfina são comumente usados para estados de dor crônica. Todos atuam principalmente nos receptores µ, mas a codeína precisa primeiro ser metabolizada em morfina pelo organismo para exibir qualquer atividade.

Tramadol e metadona são outros dois agonistas dos receptores opioides comumente prescritos e que, além dos efeitos sobre o receptor µ, também têm atividade em outros locais não opioides. Pensa-se que o tramadol, um análogo da fenilpiperidina da codeína com efeito analgésico comparável, funcione por meio da modulação da recaptação de serotonina e noradrenalina, além de sua ação como agonista do receptor μ (Brunton; Hilal-Dandan; Knollmann, 2018).

Em vários contextos médicos, a reversão dos efeitos de analgesia opioide pode ser necessária, principalmente em pacientes com função respiratória acentuadamente deprimida ou alteração do nível de consciência. A naloxona e a naltrexona podem ser utilizadas para obter essa reversão mediante suas ações antagonistas em todos os três receptores opioides clássicos.

Os opioides alteram a química do cérebro e levam à tolerância ao medicamento, o que significa que, com o tempo, a dose precisa ser aumentada para obter o mesmo efeito. Tomar opioides por um longo período produz dependência, de modo que, quando param de tomá-los, as pessoas apresentam sintomas físicos e psicológicos de abstinência (como cãibras musculares, diarreia e ansiedade). Dependência não é a mesma coisa que vício; embora todos que tomam opioides por um período prolongado se tornem dependentes, apenas uma pequena porcentagem também experimenta a necessidade compulsiva e contínua da droga que caracteriza o vício.

Síntese

Neste capítulo, vimos a interação de diferentes sistemas e suas funções fisiológicas. Inicialmente, você conheceu o sistema hematopoiético e o processo de coagulação. Como descrito, a cascata de coagulação tem duas vias iniciais que levam à formação de fibrina: a via de ativação por contato (via intrínseca) e a via do fator tecidual (via extrínseca), as quais levam às mesmas reações fundamentais que produzem fibrina. No entanto, a cascata de coagulação é classicamente dividida em três vias: as vias de ativação do fator tecidual (intrínsico) e de contato (extrínseco) que ativam a "via comum final" do fator X, a liberação de trombina e a síntese de fibrina.

Medicamentos hematopoiéticos aumentam a quantidade de células sanguíneas, incluindo eritrócitos ou glóbulos vermelhos, leucócitos ou glóbulos brancos e plaquetas.

Tratamos também dos fármacos anti-inflamatórios e seus mecanismos farmacológicos. Os Aines são um amplo grupo de fármacos de várias classes diferentes. Embora suas estruturas químicas sejam distintas, elas têm os seguintes efeitos em comum: reduzem a febre, a inflamação e a dor. Os Aines diminuem a formação de compostos denominados *prostaglandinas*, que desempenham um papel importante na resposta inflamatória do corpo. Reduzir a quantidade de prostaglandinas produzidas por danos nos tecidos reduz a inflamação. Os Aines bloqueiam uma enzima chamada *ciclo-oxigenase*, também conhecida como COX. A enzima COX, por sua vez, ajuda as reações que produzem prostaglandinas. O bloqueio da COX interfere nas células plaquetárias do sangue envolvidas na coagulação. A forma constitutivamente expressa (normal para homeostase) é referida como COX-1, e a forma induzível (em resposta à lesão) é referida como COX-2. A COX-1 é encontrada em plaquetas, células da mucosa GI e células dos túbulos renais.

Os opiáceos, como vimos, são potentes analgésicos frequentemente utilizados para aliviar dores agudas ou crônicas e dores de doenças graves. Entre os opioides semissintéticos se incluem a buprenorfina e a oxicodona; entre os opiáceos totalmente sintéticos estão o fentanil, o tramadol e a metadona.

Questões de revisão

1. Qual é o fator comum das vias intrínseca e extrínseca na cascata de coagulação?
2. Descreva o processo de hematopoiese.

3. Qual das condições a seguir **não** pode ser tratada pelos Aines:
   a. Lesões musculares.
   b. Artrite.
   c. Dores de cabeça.
   d. Doenças cardiovasculares.

4. Com base nos papéis fisiológicos das prostaglandinas e nos efeitos inibidores dos Aines sobre esses compostos, qual das seguintes indicações **não** é consistente com o uso de Aines?
   a. Anti-inflamatória.
   b. Antiedêmica.
   c. Antipirética (febre).
   d. Analgésica.

5. Qual dos fármacos a seguir **não** é um opioide?
   a. Naproxeno.
   b. Buprenorfina.
   c. Metadona.
   d. Morfina.

Questões para reflexão

1. Vimos, ao longo deste capítulo, os fatores envolvidos no processo de coagulação, bem como os fármacos anti-inflamatórios não esteroidais, seus efeitos no organismo e suas principais indicações. Também destacamos alguns efeitos adversos associados ao uso de Aines, mais especificamente os inibidores da COX-2, em especial seus efeitos no sistema cardíaco. Assim, quais seriam os fatores necessários a serem levados em consideração ao se prescrever um fármaco anti-inflamatório?

Para saber mais

GARCIA, D. A. et al. Parenteral Anticoagulants: Antithrombotic Therapy and Prevention of Thrombosis, 9th ed.: American College of Chest Physicians Evidence-Based Clinical Practice Guidelines. **Chest**, v. 141, Suppl. 2, Feb. 2012.

David Garcia e colaboradores abordam os principais anticoagulantes parenterais e seus efeitos no tratamento e prevenção de efeitos trombóticos. São apontadas características farmacológicas dos principais fármacos, com ênfase no sistema hematológico.

ASSMANN, G.; GOTTO JR., A. M. HDL Cholesterol and Protective Factors in Atherosclerosis. **Circulation**, v. 109, n. 23, supl. 1, p. III-8-III-14, 15 June 2004.

Nesse artigo, Gerd Assmann e Antonio Gotto Jr. apontam as características patológicas da aterosclerose e suas lipoproteínas, como HDL, LDL e VLDL.

INSULL JR., W. The Pathology of Atherosclerosis: Plaque Development and Plaque Responses to Medical Treatment. **The American Journal of Medicine**, v. 122, supl. 1, p. S3-S14, Jan. 2009.

Nesse estudo, William Insull Jr. aborda características patológicas da aterosclerose pela perspectiva de tratamentos já utilizados clinicamente, tal como a forma como a patologia evolui.

LEE, Y.; RODRIGUEZ, C.; DIONNE, R. A. The Role of COX-2 in Acute Pain and the Use of Selective COX-2 Inhibitors for Acute Pain Relief. **Current Pharmaceutical Design**, v. 11, n. 14, p. 1737-1175, 2005.

Esse artigo descreve os efeitos fisiológicos da enzima COX-2 e seus efeitos na origem da dor. É apresentado o estudo de alguns fármacos utilizados no tratamento da dor aguda, bem como a relação com o uso de fármacos seletivos para COX-2.

CHAPMAN, M. J. Fibrates in 2003: Therapeutic Action in Atherogenic Dyslipidaemia and Future Perspectives, **Atherosclerosis**, v. 171, n. 1, p. 1-13, Nov. 2003.

Esse artigo faz menção às classes de fármacos antilipêmicos, com ênfase nos fibratos e seus efeitos no tratamento da aterosclerose. Trata-se de um artigo de revisão que contempla aspectos patológicos das dislipidemias e novas perspectivas para o futuro.

PALTA, S.; SAROA, R.; PALTA, A. Overview of the Coagulation System. **Indian Journal Anaesthesia**, v. 58, n. 5, p. 515-523, Sept. 2014.

Esse trabalho, uma revisão bibliográfica, aborda características do sistema hematológico, enfatizando os fatores envolvidos na cascata de coagulação, além de mostrar como esse processo ocorre.

Capítulo 5

Fármacos que atuam no sistema endócrino

Deborah Galvão Coelho da Silva

Conteúdos do capítulo:
- Glândulas endócrinas.
- Hormônios.
- Distúrbios hormonais.
- Diabetes *mellitus*.
- Fármacos antidiabéticos.
- Insulinas.

Após o estudo deste capítulo, você será capaz de:
1. compreender a fisiologia do sistema endócrino;
2. compreender a relação entre as glândulas endócrinas e os hormônios;
3. avaliar as patologias envolvidas nos distúrbios endócrinos;
4. compreender a fisiopatologia dos distúrbios hormonais;
5. identificar os fármacos hormonais e suas aplicações específicas.

O sistema endócrino é formado por uma série de glândulas responsáveis por produzir hormônios que regulam o metabolismo, o crescimento e o desenvolvimento, a função dos tecidos, a função sexual, a reprodução, o sono e o humor, entre outras atividades.

Os hormônios são liberados na corrente sanguínea e podem afetar um ou vários órgãos do corpo. Hormônios são mensageiros químicos criados pelo corpo, os quais transferem informações de um conjunto de células para outro para coordenar as funções de diferentes partes do corpo. Embora os hormônios circulem por todo o organismo, cada tipo de hormônio é direcionado a certos órgãos e tecidos.

As principais glândulas do sistema endócrino são o hipotálamo, a hipófise, a tireoide, a paratireoide, as suprarrenais, o corpo pineal e os órgãos reprodutivos (ovários e testículos). O pâncreas também faz parte desse sistema, tendo um papel na produção hormonal e na digestão.

O metabolismo abrange todas as reações químicas que permitem ao corpo sustentar a vida. O metabolismo energético é um desses processos e é vital. O corpo é capaz de usar gordura, proteína e carboidrato para fornecer energia. O pâncreas desempenha um papel importante no metabolismo energético, secretando os hormônios insulina e glucagon, que, respectivamente, tornam a glicose e os ácidos graxos disponíveis para as células usarem como energia.

O sistema endócrino costuma ser visto como mais complexo do que outros sistemas fisiológicos, principalmente porque o órgão-alvo em geral está situado relativamente longe do local de liberação do mediador químico do sinal. No entanto, agora é reconhecido que os mecanismos de sinalização – que usam enzimas, transmissores neuroquímicos, hormônios e receptores – são semelhantes aos de outros sistemas. Portanto, os princípios farmacológicos básicos da terapia são os mesmos.

Algumas das principais aplicações desses medicamentos incluem tratamento de distúrbios hipotalâmicos e hipofisários, disfunções da tireoide, distúrbios que envolvem corticosteroides adrenais e diabetes.

Neste capítulo, vamos abordar os aspectos fisiológicos e farmacológicos do sistema endócrino, a síntese de hormônios, a fisiopatologia da diabetes e seus tratamentos e outros assuntos pertinentes ao tema.

5.1 Eixo hipotálamo-hipófise

O hipotálamo pode ser considerado o centro de coordenação do sistema endócrino. Consolida sinais derivados de entradas corticais superiores, função autonômica, sinais ambientais como luz e temperatura e *feedback* endócrino periférico. Além disso, o hipotálamo fornece sinais precisos para a hipófise, a qual libera hormônios que influenciam a maioria dos sistemas endócrinos do corpo. Especificamente, o eixo hipotálamo-hipófise afeta diretamente as funções da glândula tireoide, da glândula adrenal e das gônadas, além de influenciar o crescimento, a produção de leite e o equilíbrio hídrico.

O hipotálamo também está envolvido em várias funções não endócrinas importantes, como regulação da temperatura, atividade do sistema nervoso autônomo e controle do apetite.

A anatomia e o suprimento sanguíneo único do eixo hipotalâmico-hipofisário são essenciais para sua função. Os hormônios hipotalâmicos são pequenos peptídeos que geralmente são ativados apenas nas concentrações relativamente altas alcançadas no sistema sanguíneo portal hipofisário. Seu pequeno tamanho e a falta de proteínas de ligação conhecidas resultam em rápida degradação e concentrações muito baixas na circulação periférica.

O hipotálamo está localizado na base do cérebro, abaixo do terceiro ventrículo e logo acima do quiasma óptico e da glândula pituitária (ver Figura 5.1). Essa localização pode ser pensada como a interseção do córtex, do cerebelo e do tronco cerebral. A maioria dos corpos celulares dos pequenos neurônios que contêm hormônios liberadores do hipotálamo está localizada na área tuberal, na parte anterior do hipotálamo. As vias aferentes dos núcleos hipotalâmicos surgem do tronco cerebral, do tálamo, dos gânglios da base, do córtex cerebral e das áreas olfativas. As vias eferentes que saem dos gânglios da base do globo pálido interno (GPi) e a substância negra reticulada (SNr) são direcionadas ao tálamo (subsequentemente, ao córtex cerebral) e ao núcleo pedunculopontino na ponte (para outros destinos subcorticais e espinhais).

Os núcleos supraópticos e paraventriculares do hipotálamo estão envolvidos na síntese do hormônio antidiurético (ADH), também conhecido como vasopressina. O ADH após sua síntese é transportado para a hipófise posterior através dos capilares neuro-hipofisários. Na glândula pituitária posterior, sua síntese é completada e é armazenada até que esteja pronta para ser secretada na circulação.

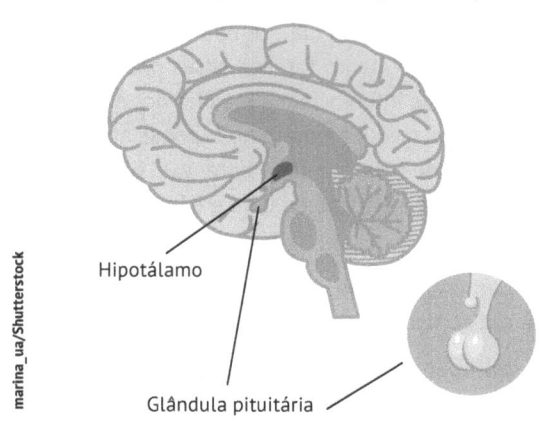

Figura 5.1 — Anatomia do hipotálamo e da glândula pituitária

Hipotálamo

Glândula pituitária

marina_ua/Shutterstock

A produção de cortisol pelas glândulas suprarrenais é estimulada pelo hormônio adrenocorticotrófico (ACTH), que, por sua vez, é estimulado pelo hormônio hipotalâmico liberador de corticotropina (CRH). O cortisol exerce *feedback* negativo em ambos. O controle da glândula tireoide pelo hormônio estimulador da tireoide (TSH) e pelo hormônio liberador de tireotropina (TRH) funciona de maneira análoga, assim como a regulação da secreção do hormônio sexual pelas células endócrinas nos ovários e nos testículos.

Hormônios esteroides são todos estruturalmente relacionados e derivados biossinteticamente do colesterol. Os glicocorticoides estão envolvidos na regulação metabólica, mas sua aplicação como fármacos ocorre em razão de sua atividade anti-inflamatória e imunossupressora. Os mineralocorticoides regulam a secreção e a retenção de sódio e potássio nos rins; isso também tem efeitos na pressão sanguínea. Os esteroides sexuais sustentam a função dos órgãos sexuais e, nas mulheres, a gestação.

A secreção do hormônio do crescimento (GH) pela hipófise anterior é controlada por dois hormônios hipotalâmicos: ele é ativado pelo hormônio liberador do hormônio do crescimento (GHRH) e inibido pela somatostatina (SST). O próprio GH estimula a produção do fator de crescimento semelhante à insulina 1 (IGF-1) no fígado e em outros tecidos. Tanto o próprio GH quanto o IGF-1 exercem *feedback* negativo sobre a secreção de GH.

A ocitocina é um hormônio produzido pelo hipotálamo e secretado pela glândula pituitária. Esse importante hormônio desempenha um papel crucial no processo do parto e também ajuda na reprodução masculina.

A via de sinalização da ocitocina se refere às proteínas da via de sinalização, incluindo a própria ocitocina, os receptores de ocitocina e os fatores reguladores relacionados. A ocitocina é um hormônio peptídico secretado pela hipófise posterior. Sintetizada no núcleo paraventricular hipotalâmico e no núcleo supraóptico, é composta por nove aminoácidos. O papel fisiológico da via de sinalização da ocitocina é principalmente estimular a mama a secretar leite e promover a contração do músculo liso uterino durante o parto. Além disso, pode reduzir o nível de hormônios do estresse, como cetonas suprarrenais no corpo, para diminuir a pressão arterial. Seu papel principal ocorre nas glândulas mamárias em lactação, uma vez que ajuda a secretar continuamente o leite sob a ação da prolactina e a armazená-lo na glândula mamária.

A prolactina é um hormônio que afeta muitos hormônios diferentes no corpo. Como o próprio nome indica, é um hormônio que promove a lactação (produção de leite materno) em mamíferos e é responsável por várias outras funções e sistemas. A prolactina é criada na porção frontal da glândula pituitária, no cérebro, bem como no útero, nos seios, na próstata, no tecido adiposo, na pele e nas células do sistema imunológico (Brunton; Hilal-Dandan; Knollmann, 2018).

Para os homens, a função da ocitocina é menos importante, mas tem um papel a desempenhar na movimentação de espermatozoides. Também parece afetar a produção de testosterona nos testículos.

Estudos sobre a ocitocina também revelaram que ela é um importante mensageiro químico que controla alguns comportamentos humanos e a interação social. É a ocitocina que desencadeia o vínculo entre a mãe e o bebê e também pode desempenhar um papel no reconhecimento, na excitação sexual, na confiança e na ansiedade. Algumas pesquisas mostram que o hormônio igualmente pode afetar o vício e o estresse (Bahadoran et al., 2019).

5.2 Hormônios tireoidianos

Os hormônios tireoidianos triiodotironina (T3) e tetraiodotironina (tiroxina, T4) são produzidos pela glândula tireoide, que está sob o controle do hormônio estimulador da tireoide da hipófise anterior. Esses hormônios têm amplos e diversos efeitos ativadores na fisiologia humana, os quais são mediados pela regulação transcricional. Por exemplo, eles aumentam a expressão dos receptores β-adrenérgicos, aumentando a frequência cardíaca e o volume de ejeção, e as proteínas desacopladoras da cadeia respiratória, que fazem com que os substratos metabólicos sejam queimados sem a produção de adenosina trifosfato (ATP). A falta de hormônios da tireoide em crianças causa atraso no desenvolvimento físico e mental.

O hipotireoidismo pode resultar de disfunção tireoidiana ou hipotalâmica. O tratamento de escolha é a substituição hormonal usando-se um hormônio sintético. O hipertireoidismo é caracterizado pelo aumento do metabolismo, e as principais opções de tratamento incluem cirurgia, iodo radioativo ou medicamentos que inibem a formação de hormônios da tireoide, como o bloqueio do uso de iodo.

A levotiroxina é um hormônio tireoidiano sintético secretado naturalmente pelas células foliculares da glândula tireoide. É utilizado no tratamento da deficiência de hormônio tireoidiano e, ocasionalmente, na prevenção do câncer de tireoide.

5.3 Antiestrogênio e antiproestrogênio

O hormônio luteinizante (LH) e o hormônio folículo-estimulante (FSH) são chamados *gonadotrofinas* porque estimulam as gônadas – nos machos, nos testículos; nas fêmeas, nos ovários. Eles não são necessários para a vida, mas são essenciais para a reprodução. Esses dois hormônios são secretados pelas células da hipófise anterior, denominadas *gonadotrofos*. A maioria dos gonadotróficos secretam apenas LH ou FSH, mas alguns parecem secretar os dois hormônios.

Em ambos os sexos, o LH estimula a secreção de esteroides sexuais das gônadas. Nos testículos, o LH se liga aos receptores das células de Leydig[1], estimulando a síntese e a secreção de testosterona. As células da teca[2] no ovário respondem à estimulação do LH pela secreção de testosterona, que é convertida em estrogênio pelas células da granulosa adjacentes.

Nas mulheres, a ovulação de folículos maduros no ovário é induzida por uma grande explosão de secreção de LH, ou aumento pré-ovulatório de LH. As células residuais nos folículos ovulados se proliferam para formar os corpos lúteos, que secretam os hormônios esteroides progesterona e estradiol. A progesterona é necessária para a manutenção da gravidez e, na maioria dos mamíferos, o LH é necessário para o desenvolvimento e a função contínuos dos corpos lúteos. A denominação *hormônio luteinizante* deriva desse efeito de induzir a luteinização dos folículos ovarianos.

O principal regulador da secreção de LH e FSH é o hormônio liberador de gonadotrofina (GnRH, ou hormônio liberador de LH). O GnRH é um peptídeo de dez aminoácidos que é sintetizado e secretado pelos neurônios hipotalâmicos e se liga aos receptores dos gonadotróficos.

O GnRH estimula a secreção de LH, que, por sua vez, estimula a secreção gonadal dos esteroides sexuais: testosterona, estrogênio e progesterona. Em um ciclo de *feedback* negativo clássico, os esteroides sexuais inibem a secreção de GnRH e também parecem ter efeitos negativos diretos nos gonadotróficos.

Esse ciclo regulatório leva à secreção pulsátil de LH e, em menor grau, de FSH. O número de pulsos de GnRH e LH varia de alguns por dia a um ou mais por hora. Nas mulheres, a frequência de pulso está claramente relacionada ao estágio do ciclo.

---

1 Também conhecidas como *células intersticiais de Leydig*, são encontradas adjacentemente aos túbulos seminíferos no testículo.

2 São células presentes no folículo em desenvolvimento.

Numerosos hormônios influenciam a secreção de GnRH, e o controle positivo e negativo sobre essa secreção e a gonadotrofina é consideravelmente mais complexo. Por exemplo, as gônadas secretam pelo menos dois hormônios adicionais – inibina e ativina – que inibem e ativam seletivamente a secreção de FSH da hipófise.

Padrões normais de secreção de gonadotrofina são absolutamente necessários para a reprodução, e interferir particularmente na secreção de LH é uma estratégia amplamente usada para contracepção. As pílulas contraceptivas orais contêm progestina (composto que imita a progesterona), geralmente combinada com um estrogênio. A progesterona e o estrogênio inibem a secreção de LH, e os contraceptivos orais são eficazes porque inibem o aumento de LH, que induz a ovulação.

O tamoxifeno é um composto não esteroide que tem ação antiestrogênica principalmente no homem, mas também atua parcialmente como um agonista do estrogênio. Além do efeito antiestrogênico, outros mecanismos podem ser responsáveis pela inibição das células tumorais da mama. Nas mulheres na pós-menopausa, o tamoxifeno (como estrogênio) reduz os níveis de gonadotrofina e também pode ter uma influência semelhante ao estrogênio no metabolismo ósseo e lipídico.

Antiprogestogênios, ou antiprogestinas, são quaisquer substâncias que bloqueiem a síntese ou ação do hormônio progesterona. Antiprogestinas são usadas para contracepção, indução do parto e tratamento da endometriose e do câncer de mama. O mifepristone foi o primeiro antiprogestino a ser descrito, tendo sido comercializado sob vários nomes comerciais, incluindo RU-486.

5.4 Inibidores da aromatase

A aromatase é uma enzima envolvida na produção de estrogênio que atua catalisando a conversão de testosterona (um andrógeno) em estradiol (um estrogênio). A aromatase está localizada nas células produtoras de estrogênio nas glândulas adrenais, nos ovários, na placenta, nos testículos, no tecido adiposo e no cérebro. O crescimento de alguns tipos de câncer de mama é promovido por estrógenos. Por exemplo, o medicamento letrozol é um antiestrogênio às vezes usado para tratar esses tumores dependentes de estrogênio. A droga atua inibindo a enzima aromatase, que reduz o nível de estrogênio, o estradiol.

Os inibidores da aromatase tendem a causar menos efeitos adversos graves que o tamoxifeno, como coágulos sanguíneos, derrame e câncer endometrial. Contudo, os inibidores da aromatase podem causar mais problemas cardíacos, mais perda óssea (osteoporose) e mais ossos quebrados que o tamoxifeno, pelo menos nos primeiros anos de tratamento.

5.5 Diabetes mellitus

O diabetes *mellitus* (DM) é uma síndrome causada por uma deficiência relativa ou absoluta de insulina, sendo a hiperglicemia a principal característica clínica. O DM pode ocorrer como uma forma de início precoce (DM tipo 1 ou DM1) ou uma forma de início gradual (DM tipo 2 ou DM2).

No DM tipo 1, as células β do pâncreas produtoras de insulina são destruídas ou insuficientemente ativadas, motivo pelo qual os pacientes necessitam de tratamento ao longo da vida com insulina exógena. No DM tipo 2, o controle adequado da doença pode ser alcançado por meio de dieta e exercício; quando esses métodos falham, os pacientes tomam agentes hipoglicêmicos orais, que causam níveis mais baixos de glicose no plasma, melhoram a resistência à insulina e reduzem as complicações a longo prazo (problemas macrovasculares e microvasculares, como neuropatia, nefropatia e retinopatia) (Blair, 2016).

O glucagon é um hormônio peptídico que trabalha em conjunto com a insulina para manter um nível estável de glicose no sangue. É produzido pelas células alfa no pâncreas e eleva a concentração de glicose no sangue, promovendo a gliconeogênese e a glicogenólise. A glicose é armazenada no fígado na forma do polissacarídeo glicogênio, que é um glucano.

As células hepáticas têm receptores de glucagon e, quando se ligam às células do fígado, convertem glicogênio em moléculas individuais de glicose e as liberam na corrente sanguínea – esse processo é conhecido como *glicogenólise*. À medida que essas reservas vão se esgotando, o glucagon estimula o fígado e os rins a sintetizar glicose adicional por gliconeogênese. O glucagon também desativa a glicólise no fígado, fazendo com que os intermediários glicolíticos sejam transportados para a gliconeogênese, que pode induzir a lipólise a produzir glicose a partir de gordura. Glucagon e insulina são hormônios peptídicos secretados pelo pâncreas que desempenham um papel fundamental na manutenção de um nível estável de glicose no sangue. O nível de glicose no sangue é cuidadosamente monitorado pelas células do pâncreas, que respondem secretando esses hormônios.

O pâncreas contém uma coleção de células chamadas *ilhotas de Langerhans*, que liberam insulina e glucagon. A insulina é produzida pelas células beta das ilhotas de Langerhans e atua em oposição às funções do glucagon. O principal papel é promover a conversão da glicose circulante em glicogênio via glicogênese no fígado e nas células musculares.

A insulina também inibe a gluconeogênese e promove o armazenamento de glicose na gordura por meio da síntese lipídica e da inibição da lipólise. Quando o controle dos níveis de insulina falha, pode resultar em diabetes *mellitus*.

A insulina exógena é o único tratamento para DM tipo 1 e, às vezes, também é usada para DM tipo 2. Entre os fármacos utilizados para DM tipo 2 estão:

- sulfonilureias, que estimulam a secreção de insulina das células β pancreáticas;
- metformina, uma biguanida que diminui os níveis de glicose no sangue, reduzindo a produção hepática de glicose e o metabolismo do glicogênio no fígado e melhorando a resistência à insulina;
- meglitinidas, que aumentam a secreção de insulina das células β pancreáticas;
- inibidores de α-glucosidase, que atrasam a digestão de carboidratos e a absorção de glicose;
- derivados de tiazolidinediona (TZD), como rosiglitazona e pioglitazona, que reduzem a resistência à insulina.

5.5.1 Insulinoterapia na DM1

A insulina é um hormônio peptídico que direciona a utilização de glicose na dieta. Na maioria dos tecidos, a captação de glicose por difusão facilitada deve ser ativada pela insulina. Além disso, a insulina promove a expressão de enzimas que degradam a glicose e a convertem em ácidos graxos. O receptor de insulina é um receptor tirosina-quinase associado à membrana. A liberação de insulina das células β nas ilhotas pancreáticas é induzida pelo próprio nível sanguíneo de glicose.

A destruição das células das ilhotas pancreáticas no DM tipo 1 ocorre em razão de uma reação autoimune. É desenvolvida ainda na fase jovem, razão pela qual o DM tipo 1 também é conhecido como *diabetes juvenil*.

O DM tipo 2 geralmente ocorre durante a idade adulta, sendo mais comum em pacientes com excesso de peso. O mecanismo subjacente do DM tipo 2 ainda não é bem conhecido. Ao contrário do DM tipo 1, a capacidade das células β para produzir insulina é preservada, e uma abordagem terapêutica é o uso de drogas que ampliam a secreção de insulina. Em estágios avançados, a produção endógena de insulina diminui e a substituição da insulina torna-se necessária, como ocorre desde o início no DM tipo 1.

O diabetes sintomático geralmente surge do excesso de hormônios glicocorticoides, o que pode ocorrer em razão tanto do uso deles como medicamentos quanto da formação de tumores na glândula adrenal. A atividade excessiva dos hormônios tireoidianos ou catecolamínicos também pode causar diabetes sintomático.

A insulina é sempre utilizada no tratamento da DM1 e, ocasionalmente, também no tratamento da terapia da DM2. Essa terapia é obrigatória para indivíduos com cetoacidose e pode ser levada em consideração em todos os indivíduos que permanecem sintomáticos, perdem peso ou apresentam concentrações continuamente elevadas de glicose no sangue.

De acordo com vários estudos, o tratamento intensificado causa uma redução significativa de complicações tardias (retinopatia, proteinúria, neuropatia) para a DM1 em comparação à insulina convencional.

A tecnologia de DNA recombinante permitiu o desenvolvimento e a produção de análogos à insulina humana. Com os análogos, a estrutura da molécula de insulina é modificada levemente para alterar as propriedades farmacocinéticas da insulina, afetando principalmente a absorção do medicamento pelo tecido subcutâneo. Essa estrutura é formada por duas cadeias polipeptídicas ligadas, cadeia A e cadeia B; a primeira contém 21 aminoácidos, e a segunda, 30 aminoácidos. A região B26-B30 da molécula de insulina não é crítica para o reconhecimento dos receptores de insulina, e é nessa região que os aminoácidos geralmente são substituídos. Assim, os análogos da insulina ainda são reconhecidos e se ligam ao receptor de insulina (ver Figura 5.2) (Wilcox, 2005).

Como os análogos da insulina são insulina humana modificada, os perfis de segurança e eficácia dessas insulinas foram comparados à insulina humana.

Figura 5.2 – Estrutura insulina e sítios de ligação

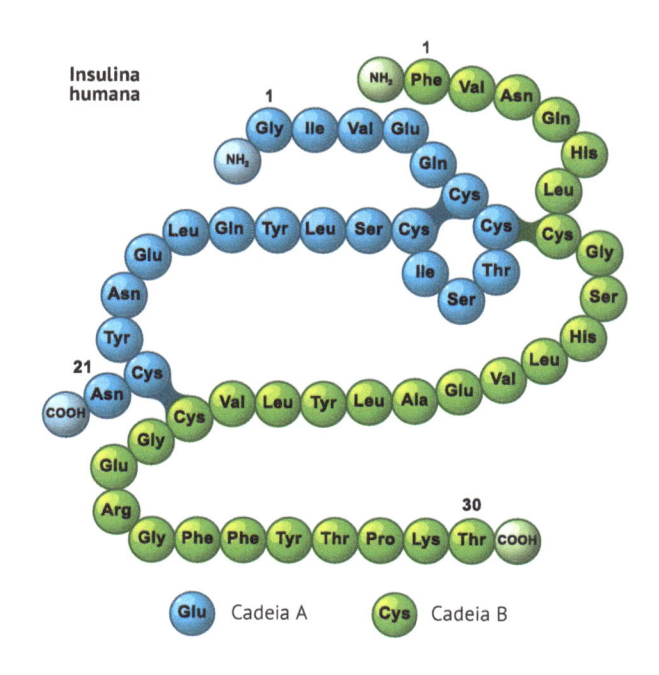

Quimicamente, há uma pequena diferença entre as estruturas de aminoácidos de cada insulina.

Existem três grupos principais de insulina: insulina de ação rápida, insulina de ação intermediária e insulina de ação prolongada. Vejamos cada um deles a seguir.

Grupo de insulina de ação rápida

- É absorvido rapidamente do tecido adiposo (subcutâneo) para a corrente sanguínea.
- É usado para controlar a glicose no sangue durante as refeições e para corrigir altos níveis de açúcar no sangue.

Entre os análogos de insulina de ação rápida estão a insulina asparte, a insulina lispro e a insulina glulisina. Essas insulinas apresentam início de ação entre 5 e 15 minutos, efeito de pico em 1 ou 2 horas e ação que dura de 4 a 6 horas. Com todas as doses, grandes e pequenas, o início da ação e o tempo de pico do efeito são semelhantes. A duração da ação da insulina é, no entanto, afetada pela dose – portanto, algumas unidades podem durar 4 horas ou menos, ao passo que 25 ou 30 unidades podem durar de 5 a 6 horas. Como regra geral, deve-se supor que essas insulinas tenham duração de ação de 4 horas.

A insulina regular humana apresenta início de ação de 30 minutos a 1 hora, efeito de pico em 2 a 4 horas e duração de ação de 6 a 8 horas.

Grupo de insulina de ação intermediária

- É absorvido mais lentamente e dura mais tempo.
- É usado para controlar o açúcar no sangue durante a noite, em jejum e entre as refeições.

A insulina humana NPH apresenta um efeito de 1 a 2 horas, um efeito de pico de 4 a 6 horas e ação que dura mais de 12 horas. Doses muito pequenas têm um efeito de pico mais rápido e menor duração de ação, ao passo que doses mais altas têm mais tempo para atingir o efeito de pico e duração prolongada.

A insulina *pre-mixed* é NPH pré-misturada com insulina humana normal ou com um análogo de insulina de ação rápida. O perfil de ação da insulina é uma combinação das insulinas de ação curta e intermediária.

Grupo de insulina de ação prolongada

- É absorvido lentamente, tem um efeito de pico mínimo e um efeito de platô estável que dura a maior parte do dia.
- É usado para controlar o açúcar no sangue durante a noite, em jejum e entre as refeições.

Entre os análogos de insulina de ação prolongada estão a insulina glargina e a insulina detemir, que iniciam o efeito da insulina em 1 hora e 30 minutos a 2 horas. O efeito platô da insulina durante as próximas horas é seguido por uma ação relativamente plana que dura de 12 a 24 horas para a insulina detemir e 24 horas para a insulina glargina.

As insulinas não podem ser administradas por via oral, pois é um polipeptídio cujas propriedades fisiológicas são destruídas pelas enzimas proteolíticas presentes no estômago e no trato gastrointestinal.

5.5.2 Antidiabéticos orais

Medicamentos antidiabéticos orais são uma opção viável apenas para DM tipo 2, no qual a regulação da glicose ainda funciona, mas é funcionalmente inadequada. A lógica terapêutica é a de buscar, de várias maneiras, retardar a captação de glicose, aumentar a secreção de insulina ou melhorar a sensibilidade diminuída à insulina nos tecidos periféricos.

5.5.3 Liberadores de insulina

Entre os liberadores de insulina, também chamados de *secretagogos de insulina*, estão as sulfonilureias (glimepirida) e as meglitinidas (repaglinida), que diminuem os níveis de glicose no sangue, estimulando a liberação de insulina. Isso ocorre independentemente dos níveis de glicose. Entre esses dois grupos, as sulfonilureias são de ação prolongada e as meglitinidas são de ação comparativamente mais curta.

5.5.4 Inibidores da DPP-4 (sitagliptina, saxagliptina, vildagliptina)

Os inibidores da DPP-4 atuam sobre a enzima dipeptidil-peptidase (DPP-4), a qual inativa as incretinas[1]. Entre as incretinas estão o peptídeo semelhante ao glucagon (GLP-1) e o peptídeo insulinotrópico dependente de glicose ou peptídeo inibidor gástrico (GIP). Essas duas incretinas devem estimular a liberação de insulina dependente de glicose e inibir a liberação de glucagon. Desse modo, quando o DPP-4 é inibido, as incretinas se acumulam; portanto, há liberação de insulina e inibição de glucagon. Assim, os inibidores de DPP-4 indiretamente levam à liberação de insulina e à inibição de glucagon. No entanto, essa liberação de insulina depende da glicose, razão pela qual a hipoglicemia é menos provável ou menos perigosa com os inibidores da DPP-4.

5.5.5 Sensibilizadores de insulina

Os sensibilizadores de insulina aumentam a sensibilidade dos receptores de insulina e diminuem a resistência à insulina. São eles as biguanidas (metformina) e as glitazonas (pioglitazona).

As biguanidas (metformina) são sensibilizadores de insulina muito importantes e não produzem hipoglicemia perigosa como as sulfonilureias. A metformina ainda apresenta importantes ações semelhantes às da insulina, inibindo a gliconeogênese, melhorando a captação de glicose e diminuindo a produção de glicose. Ela ativa a proteína quinase ativada por AMP (AMPK) e diminui a absorção de glicose.

A metformina também produz náusea, sabor metálico e anorexia (perda de apetite). Nesse sentido, com a metformina, a ingestão de alimentos do paciente diminui consideravelmente, razão pela qual seu uso produz perda de peso. Por isso, ela é preferida em diabéticos obesos.

---

1 Incretinas são substâncias produzidas pelo pâncreas e pelos intestinos que estimulam a secreção de insulina.

As glitazonas (pioglitazona) estão relacionadas ao gene receptor ativado por proliferador de peroxissomo – que regula o metabolismo de carboidratos e gorduras. Elas são agonistas dos receptores PPAR-γ e, portanto, aumentam a sensibilidade do receptor de insulina, especialmente no tecido adiposo, no fígado e no músculo esquelético.

5.5.6 Inibidores da absorção de glicose

A acarbose é um inibidor da maltase intestinal, a enzima que quebra a maltose e outros fragmentos de digestão de amilose em glicose. Como apenas a glicose monomérica pode ser absorvida do lúmen intestinal, a inibição da maltase diminui a captação de glicose, reduzindo assim o pico de carga na regulação da glicose.

5.5.7 Fármacos que aumentam a excreção de glicose

O transportador de glicose de sódio-2 (SGLT-2) está presente nos túbulos contorcidos proximais do rim e é responsável pela reabsorção de glicose no órgão. Os inibidores da SGLT-2 (dapagliflozina, canagliflozina e empagliflozina) inibem a reabsorção de glicose e, assim, aumentam sua excreção (Brunton; Hilal-Dandan; Knollmann, 2018).

O diabetes não controlado pode levar a uma série de complicações de saúde a curto e longo prazo, incluindo hiperglicemia, doença cardíaca, dano e amputação de nervos e problemas de visão.

A maioria dessas condições relacionadas ao diabetes ocorre como resultado de níveis descontrolados de glicose no sangue, particularmente açúcar elevado por um período prolongado de tempo.

É essencial que os diabéticos estejam cientes das complicações que podem ocorrer como resultado do diabetes para garantir que os primeiros sintomas de qualquer doença possível sejam detectados antes de seu desenvolvimento.

Fármacos que atuam no sistema endócrino

Síntese

Neste capítulo você conheceu o sistema endócrino, suas funções, as patologias e a farmacologia a ele atreladas. Vimos que o sistema endócrino utiliza apenas um método de comunicação: a sinalização química. Esses sinais são enviados pelos órgãos endócrinos, que secretam substâncias químicas – os hormônios – no fluido extracelular. Os hormônios são transportados principalmente pela corrente sanguínea por todo o corpo, onde se ligam aos receptores nas células-alvo, induzindo uma resposta característica.

Como exposto, o sistema endócrino ajuda a controlar o crescimento e o desenvolvimento, a homeostase (o equilíbrio interno dos sistemas corporais), o metabolismo (níveis de energia corporal), a reprodução e a resposta a estímulos. O sistema endócrino completa essas tarefas por meio de sua rede de glândulas, que são órgãos pequenos mas altamente importantes, que produzem, armazenam e secretam hormônios, como o hipotálamo, a tireoide, a glândula adrenal, o pâncreas, e a glândula pituitária. Essas glândulas produzem diferentes tipos de hormônios que evocam uma resposta específica em outras células, tecidos e/ou órgãos localizados em todo o corpo.

Também destacamos a importância do hipotálamo e de suas funções corporais. Ele contém vários grupos de células neurossecretoras, chamadas *núcleos*, que produzem hormônios. Esses hormônios regulam a síntese e a secreção de hormônios da hipófise. Os hormônios produzidos pelo hipotálamo são de dois tipos: os hormônios liberadores (que estimulam a secreção dos hormônios hipofisários) e os hormônios inibidores (que inibem as secreções dos hormônios hipofisários). Por exemplo, um hormônio hipotalâmico chamado *hormônio liberador de gonadotrofina* (GnRH) estimula a síntese hipofisária e a liberação de gonadotrofinas. Por outro lado, a somatostatina do hipotálamo inibe a liberação do hormônio do crescimento da hipófise. Esses hormônios originários dos neurônios hipotalâmicos passam pelos axônios e são liberados pelas terminações nervosas.

Além do hipotálamo, mostramos que a glândula pituitária apresenta diversas funções que são de grande importância para a manutenção do organismo. A região distal da hipófise, comumente chamada *hipófise anterior*, produz hormônio do crescimento (GH), prolactina (PRL), hormônio estimulante da tireoide (TSH), hormônio adrenocorticotrófico (ACTH), hormônio luteinizante (LH) e hormônio folículo-estimulante (FSH).

Essa rede de glândulas está intimamente ligada a diversas patologias que são causadas por distúrbios hormonais, como hipotireoidismo/hipertireoidismo e diabetes *mellitus*.

A diabetes *mellitus*, como vimos, afeta como o corpo regula os níveis de glicose no sangue. A insulina ajuda a reduzir os níveis de glicose sanguíneo, ao passo que o papel do glucagon é aumentar os níveis de glicose no sangue. Em pessoas saudáveis, insulina e glucagon trabalham juntos para manter os níveis de glicose no sangue equilibrados. No diabetes, como descrito, o corpo não produz insulina suficiente ou não responde adequadamente à insulina, causando um desequilíbrio entre os efeitos da insulina e do glucagon. No diabetes tipo 1, o corpo não é capaz de produzir insulina suficiente e, portanto, a glicose no sangue se torna muito alta. Por sua vez, no diabetes tipo 2, o corpo é incapaz de responder efetivamente à insulina, o que também pode resultar em níveis de glicose no sangue acima do normal. Entre os medicamentos para diabetes tipo 2 estão aqueles que ajudam a aumentar a sensibilidade à insulina, aqueles que estimulam o pâncreas a liberar mais insulina e outros medicamentos que inibem a liberação de glucagon. O fígado desempenha um papel importante na regulação dos níveis de glicose no sangue, respondendo à presença de insulina e absorvendo glicose no sangue.

Fármacos que atuam no sistema endócrino

Questões para revisão

1. Descreva como ocorre o processo de síntese do cortisol.
2. Quais são os efeitos dos hormônios tireoidianos?
3. Qual das glândulas a seguir liga o sistema nervoso ao sistema endócrino por meio da glândula pituitária?
   a. Tálamo.
   b. Hipotálamo.
   c. Glândula pineal.
   d. Tireoide.
4. Quais são os dois hormônios produzidos pelo pâncreas?
   a. Epinefrina e noradrenalina.
   b. Insulina e glucagon.
   c. Paratormônio e vasopressina.
   d. Insulina e vasopressina.
5. Qual glândula pode aumentar em razão de deficiência de iodo?
   a. Glândula paratireoide.
   b. Glândula pituitária.
   c. Glândula tireoide.
   d. Glândula adrenal.

Questões para reflexão

1. Vimos, ao longo deste capítulo, as funções do sistema endócrino e suas influências no organismo. O diabetes *mellitus* pode ser diferenciado em tipo 1 e tipo 2, apresentando etiologias diferentes que caracterizam tratamentos distintos na maioria das vezes. Com base nisso, como podemos diferenciar as particularidades patológicas de ambos os casos? E quais seriam as indicações de tratamento para cada caso?

Para saber mais

ATKINSON, M. A.; EISENBARTH, G. S.; MICHELS, A. W. Type 1 diabetes. **Lancet**, London, v. 383, n. 9.911, p. 69-82, Jan. 2014.

O artigo faz uma revisão bibliográfica sobre o diabetes *mellitus* tipo 1. São descritas as características patológicas, bem como os tratamentos disponíveis na clínica.

BLAIR, M. Diabetes Mellitus Review. **Urologic Nursing**, v. 36, n. 1, p. 27-36, Jan.-Feb. 2016.

Nesse texto, Meg Blair apresenta uma revisão a respeito das complicações urológicas provenientes do diabetes *mellitus*, abordando as alterações fisiológicas associadas à doença.

GEORGE, C. M. Future Trends in Diabetes Management. **Nephrology Nursing Journal: Journal of the American Nephrology Nurses' Association**, v. 36, n. 5, p. 477-483, Sept. 2009.

O artigo de Christa George destaca as atualizações farmacológicas disponíveis para o tratamento de diabetes *mellitus*, apresentando, para isso, características farmacológicas dos fármacos e seus efeitos fisiológicos no organismo.

SPEEDY PUBLISHING. **Endocrine System (Speedy Study Guide)**. Newark: Speedy Publishing LLC, 2014.

Essa publicação aborda as características do sistema endócrino, incluindo funções, órgãos e glândulas, e faz menção às patologias relacionadas.

WILCOX, G. Insulin and Insulin Resistance. **The Clinical Biochemist Reviews**, v. 26, n. 2, p. 19-39, May 2005.

O artigo apresenta uma revisão bibliográfica que dá ênfase à insulina e a suas variantes. Gisela Wilcox também trata da resistência à insulina e dos fatores que estão envolvidos na gênese do diabetes *mellitus*.

Capítulo 6

Fármacos quimioterápicos e vacinas

Vinícius Bednarczuk de Oliveira

Conteúdos do capítulo:
- Antibacterianos.
- Antifúngicos.
- Antivirais.
- Antiparasitários.
- Vacinas e sua importância.

Após o estudo deste capítulo, você será capaz de:
1. compreender a diferença entre os diferentes medicamentos quimioterápicos, ou seja, que atuam contra microrganismos;
2. reconhecer as diferentes classes de fármacos;
3. diferenciar o mecanismo de ação dos diferentes fármacos;
4. identificar os fármacos quimioterápicos e sua aplicação;
5. diferenciar fármacos quimioterápicos de vacinas.

O termo *quimioterapia* é usado para descrever o uso de fármacos "seletivamente tóxicos" para os microrganismos invasores, apresentando, ao mesmo tempo, efeitos mínimos no hospedeiro. O termo também é utilizado popularmente para designar fármacos para o tratamento de tumores, conhecidos como *fármacos anticâncer citotóxicos*.

Os seres humanos são vulneráveis a infecções, que consistem no desenvolvimento ou multiplicação de agentes infecciosos, representados por bactérias, vírus, fungos e parasitas. Esses microrganismos são causadores de diversas doenças que acometem os seres humanos.

6.1 Antibacterianos

Os antibióticos são agentes antimicrobianos de origem natural ou sintética que têm a capacidade de inibir o crescimento ou causar a morte das bactérias. São utilizados no tratamento de doenças infecciosas e são classificados de acordo com sua potência. De maneira geral, os antibióticos podem ser classificados como bactericidas ou bacteriostáticos (Figura 6.1).

Figura 6.1 — Diferentes mecanismos dos fármacos antimicrobianos

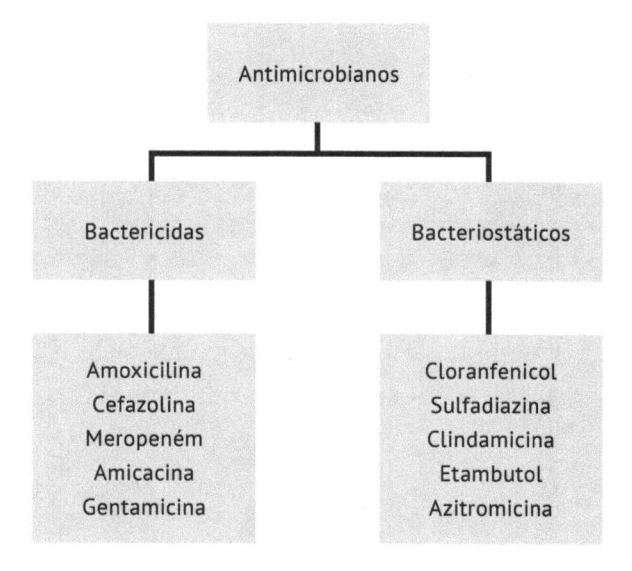

```
                    Antimicrobianos
                   /               \
             Bactericidas      Bacteriostáticos
                   |                  |
              Amoxicilina         Cloranfenicol
              Cefazolina          Sulfadiazina
              Meropeném           Clindamicina
              Amicacina           Etambutol
              Gentamicina         Azitromicina
```

Os antibióticos com **ação bactericida** são substâncias com capacidade de matar de forma direta os microrganismos, por meio da inibição de enzimas que desempenham um papel fundamental na sobrevivência da célula. São exemplos de antibióticos bactericidas a claritromicina, a oxacilina e a ampicilina. Os antibióticos com **ação bacteriostática** são substâncias que, além de matarem as bactérias, impedindo sua proliferação e seu crescimento, destroem sua parede celular e provocam a perda de material interno. São exemplos o cloranfenicol, a tetraciclina e a penicilina.

O uso dos agentes antimicrobianos de maneira indiscriminada é responsável pelo desenvolvimento de resistência microbiana. A expressão *resistente* significa que o microrganismo tem a capacidade de crescer *in vitro* em presença da concentração que esse fármaco atinge no sangue, ou seja, o conceito é dose-dependente. No entanto, a concentração sanguínea de muitos antimicrobianos é inferior à concentração alcançada pelo mesmo fármaco em outros líquidos ou tecidos corpóreos, o que torna possível que a bactéria seja "resistente" a determinado antibiótico no sangue, mas sensível se estiver em outro sítio (Guimarães; Momesso; Pupo, 2010).

6.1.1 Estrutura das bactérias

As bactérias são organismos relativamente simples, formados por apenas uma célula, sendo, portanto, seres unicelulares. O material genético das bactérias (DNA) é encontrado disperso no citoplasma, pois não apresentam carioteca que delimite seu núcleo, caracterizando-se como seres procarióticos.

A estrutura celular de uma bactéria pode ser visualizada na Figura 6.2.

Figura 6.2 – Estrutura anatômica da bactéria

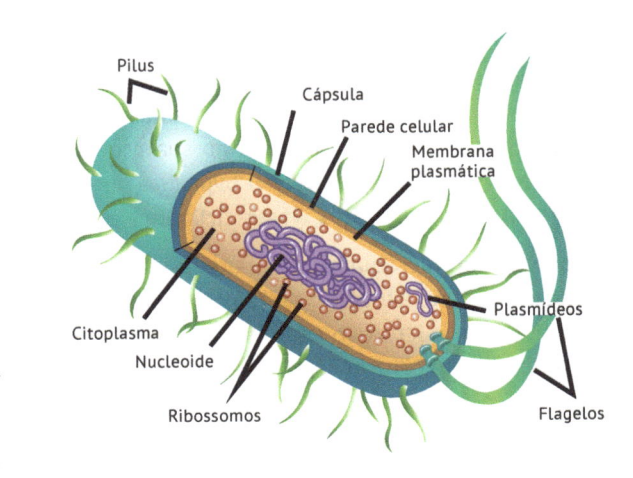

A seguir, descrevemos, de forma sucinta, as funções de cada estrutura:

- **Nucleoide (DNA)**: o cromossomo bacteriano consiste em uma única molécula de DNA que determina as características da célula e comanda suas atividades.
- **Citoplasma**: é uma solução aquosa na qual estão suspensos todos os componentes internos. Nessa solução pode haver substâncias úteis para a célula, como enzimas e substâncias de reserva.
- **Ribossomos**: são pequenos corpos granulares, com os quais ocorre a síntese de proteínas, e que se encontram livres no citoplasma.
- **Membrana plasmática**: é a membrana que envolve a célula bacteriana e controla as trocas de substâncias do interior com o exterior, além de formar invaginações para o interior em cuja superfície se realizam processos como a respiração.

Fármacos quimioterápicos e vacinas

- **Parede celular**: é o invólucro semirrígido que dá forma às bactérias e as protege contra vírus e substâncias tóxicas. É formada por polissacarídeos e polipeptídios.
- **Cápsula**: de aspecto gelatinoso, protege a bactéria da dessecação, dos vírus bacteriófagos, de células fagocitárias e de anticorpos. Alguns antibióticos, como a penicilina, atuam inibindo a produção de cápsulas.
- **Pili ou fímbrias**: de natureza proteica, são filamentos mais curtos e finos do que os flagelos, tendo como característica a capacidade de facilitar a aderência da bactéria a substratos sólidos ou aos tecidos dos organismos parasitados.
- **Flagelos**: rodando sobre sua base, permitem que a célula se movimente; as bactérias podem apresentar um número variável desses filamentos.

Para compreender a ação dos antibióticos, é necessário entender a técnica de Gram e a estrutura da parede celular bacteriana. A maior parte das bactérias pode ser classificada como Gram-positivas ou Gram-negativas quando, sujeitas à técnica de Gram, mudarem ou não de coloração. Essa coloração reflete as diferenças fundamentais na estrutura da parede celular das bactérias e tem implicações importantes para a ação dos antibióticos.

As bactérias consideradas **Gram-positivas** (Figura 6.3) têm parede celular com uma estrutura relativamente simples, com cerca de 15-50 nm de espessura, englobando aproximadamente 50% de peptidoglicano, 40-45% de polímero acídico (o que resulta numa parede celular com carga negativa), bem como 5-10% de proteínas e polissacarídeos. Essa camada fortemente polarizada influencia a penetração de moléculas ionizadas e favorece a penetração, na célula, de compostos com carga positiva, como a estreptomicina (Rang et al., 2016). Exemplos de bactérias Gram-positivas são: *Bacillus*, *Clostridium*, *Enterococcus*, *Lactobacillus*, *Mycoplasma*, *Staphylococcus*, *Streptomyces* e *Streptococcus*.

Figura 6.3 – Estrutura da parede celular de bactérias Gram-positivas e Gram-negativas

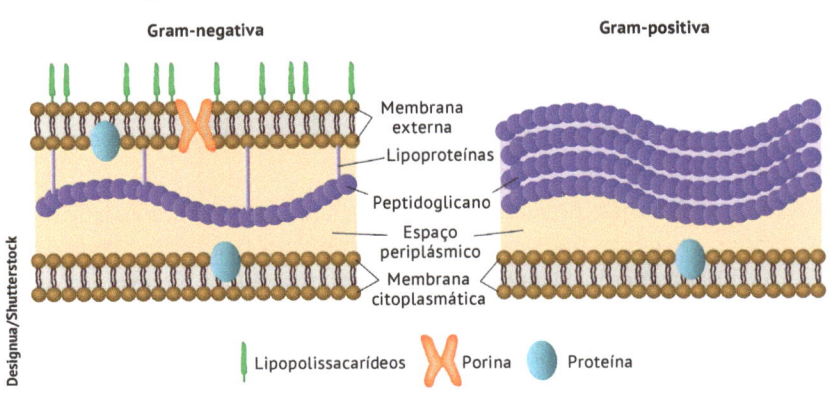

Gram-negativa — Membrana externa, Lipoproteínas, Peptidoglicano, Espaço periplásmico, Membrana citoplasmática

Gram-positiva

Legenda: Lipopolissacarídeos | Porina | Proteína

Designua/Shutterstock

As bactérias **Gram-negativas** (Figura 6.3) apresentam uma parede celular muito mais complexa, que consiste no seguinte (a partir da membrana plasmática) (Rang et al., 2016, s. p.):

- Um espaço periplásmico que contém enzimas e outros compostos.
- Uma camada de peptidoglicano com 2 nm de espessura, que representa 5% da massa da parede celular e que, com frequência, está ligada por lipoproteínas à camada externa.
- Uma membrana externa constituída por uma camada dupla lipídica, em alguns aspectos semelhante à membrana plasmática, que contém proteínas e (no interior) lipoproteínas ligadas ao peptidoglicano. Outras proteínas formam canais aquosos transmembranares, denominados porinas, através dos quais os antibióticos hidrofílicos podem movimentar-se livremente.
- Polissacarídeos complexos que formam compostos importantes da membrana externa.

São exemplos de bactérias Gram-negativas: *Escherichia*, *Helicobcater*, *Enterobacter*, *Chlamydia*, *Pseudomonas* e *Salmonella*.

6.1.2 Principais classes de antibióticos de uso clínico

A "era dos antibióticos" se iniciou em 1928, quando Alexander Fleming, que trabalhava no Hospital de St. Mary, em Londres, descobriu que uma placa de colônias bacterianas havia sido contaminada por um fungo do gênero *Penicillium*. Fleming observou que o crescimento bacteriano nas proximidades do fungo havia cessado, ou seja, que não havia crescimento da bactéria em torno do fungo. Posteriormente, Fleming isolou o fungo em cultura pura e demonstrou que ele produzia uma substância antibacteriana a que chamou de *penicilina*. Essa substância foi depois preparada a granel, extraída, e seus efeitos antibacterianos foram analisados por Florey, Chain e colegas em Oxford, em 1940 (Ligon, 2004). As pesquisas desses cientistas demonstraram que a substância não era tóxica para o hospedeiro e, ao mesmo tempo, matava os patógenos em ratos. Setenta anos mais tarde, o número de tipos diferentes de antibióticos aumentou dez vezes, e a prática da medicina seria impensável sem a utilização de agentes antimicrobianos.

Atualmente, os antibióticos são divididos em classes conforme sua origem (Quadro 6.1)

Quadro 6.1 – Classes de antibióticos de acordo com a origem

Origem natural e seus derivados semissintéticos	Sintéticos
Beta-lactâmicos Aminoglicosídeos Macrolídeos Cloranfenicol Tetraciclinas Lincosamidas Glicopeptídeos Rifamicinas Estreptograminas	Sulfonamidas e trimetoprim Quinolonas e fluoroquinolonas Oxazolidinonas

Além da classificação quanto à atividade antibacteriana, os antibióticos podem ser classificados de acordo com outras variáveis (Quadro 6.2).

Quadro 6.2 – Classificação dos antibióticos quanto às diversas variáveis

Variáveis	Classificação	Exemplo
Microrganismos	Antibacterianos	Beta-lactâmico
	Antifúngicos	Griseofulvina
	Antivirais	Aciclovir
	Antiparasitários	Pirimetamina
Origem	Antibióticos: sintetizados por microrganismos	Aminoglicosídeo
	Quimioterápicos: sintetizados em laboratório	Sulfonamidas
Atividade	Bactericida: matam os microrganismos	Quinolona
	Bacteriostáticos: inibem o crescimento dos microrganismos	Macrolídeos
Mecanismo de ação	Alteração da parede celular	Beta-lactâmico
	Alteração da membrana citoplasmática	Anfotericina B
	Interferência na replicação cromossômica	Antivirais
	Inibição da síntese proteica	Aminoglicosídeo
	Inibição metabólica	Sulfonamida
Espectro de ação	Gram-positivas	Penicilina
	Gram-negativas	Aminoglicosídeo
	Amplo espectro	Cloranfenicol
	Ativo sobre protozoários	Tetraciclina
	Ativo sobre fungos	Nistatina
	Ativo sobre micobactérias	Estreptomicina
	Ativo sobre riquétsias, micoplasma e clamídias	Macrolídeo

Para melhor compreensão dos fármacos antibacterianos, é importante dividi-los em grupos diferentes de acordo com seu mecanismo de ação (Quadro 6.3).

Quadro 6.3 – Classificação dos antibióticos quanto aos principais mecanismos de ação

Antibióticos	Alvos	Mecanismo de ação
b-lactâmicos (penicilinas, cefalosporinas, carbapeninas, monobactamas)	Enzima transpeptidase	Inibição da formação de ligação cruzada entre cadeias de peptidoglicano, impedindo a formação correta da parede celular bacteriana.

(continua)

Fármacos quimioterápicos e vacinas

(Quadro 6.3 – conclusão)

Antibióticos	Alvos	Mecanismo de ação
b-lactâmicos (oxapeninas, sulfoxapeninas)	Enzima b-lactamase	Inibição da enzima de resistência bacteriana, que degrada antibióticos b-lactâmicos.
Macrolídeos, lincosamidas, estreptograminas (dalfopristina e quinupristina), cloranfenicol, oxazolidinonas (linezolida)	Subunidade 50S ribossômica	Inibição da síntese proteica bacteriana.
Aminoglicosídeos, tetraciclinas	Subunidade 30S ribossômica	Inibição da síntese proteica bacteriana.
Glicopeptídeos (vancomicina, teicoplanina)	Dipeptídeo terminal D-Ala-D-Ala do peptidoglicano	Complexação com as cadeias peptídicas não ligadas e bloqueio da transpeptidação, impedindo a formação correta da parede celular bacteriana.
Peptídeos não ribossomais (bacitracina, gramicidina C, polimixina B)	Membrana plasmática	Alteração da permeabilidade da membrana bacteriana por facilitarem o movimento descontrolado de íons através da membrana.
Lipodepsipeptídeos (daptomicina)	Membrana plasmática	Alteração da permeabilidade da membrana bacteriana e bloqueio da síntese de ácido pipoteicoico, componente da membrana externa de bactérias Gram-positivas.
Rifampicina	RNA polimerase dependente de DNA	Inibição da síntese de RNA.
Fluoroquinolonas	Enzima DNA girase	Bloqueio da replicação e reparo do DNA.
Sulfonamidas	Enzima di-hidropteroato sintetase	Bloqueio da formação de cofatores do ácido fólico, importantes para a síntese de ácidos nucleicos.

Fonte: Elaborado com base em Guimarães; Momesso; Pupo, 2010.

Na Figura 6.4, podemos visualizar os principais mecanismos envolvidos na ação dos antibióticos.

Figura 6.4 – Diferentes mecanismos de ação de antibióticos

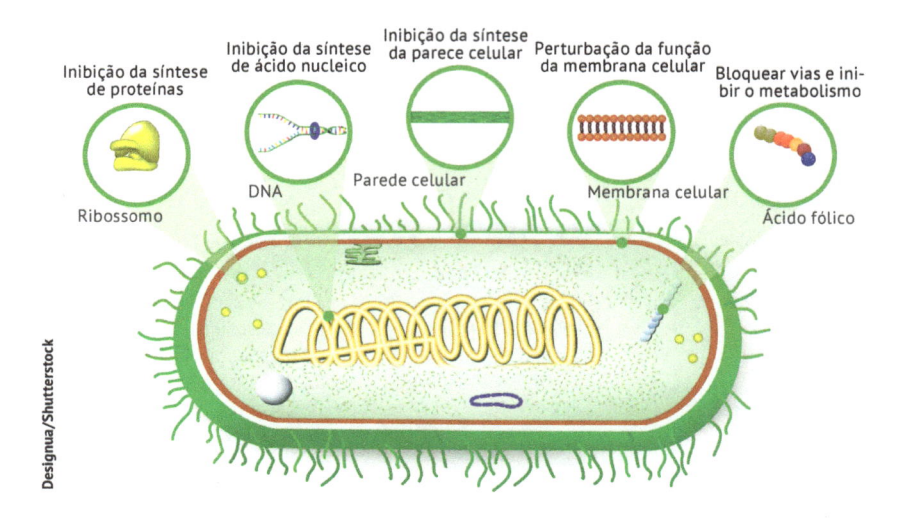

Inibição da síntese de proteínas — Ribossomo
Inibição da síntese de ácido nucleico — DNA
Inibição da síntese da parece celular — Parede celular
Perturbação da função da membrana celular — Membrana celular
Bloquear vias e inibir o metabolismo — Ácido fólico

Designua/Shutterstock

Como ilustra a Figura 6.4, corroborando o Quadro 6.3, que mostra as principais classes de antibióticos e seus mecanismos de ação, o efeito dos antibióticos ocorre por meio de cinco mecanismos principais. O primeiro acontece pela inibição da síntese de proteínas; o segundo pela inibição da síntese de ácidos nucleicos; o terceiro pela inibição da síntese da parede celular; o quarto pelo rompimento da membrana da célula bacteriana; e o quinto pelo bloqueio e pela inibição de vias metabólicas.

6.2 Antifúngicos

Os fungos são microrganismos microscópicos e macroscópicos amplamente encontrados em nosso cotidiano, como em bebidas, alimentos e doenças. Sua classificação é feita de acordo com a morfologia de cada um. Assim, eles podem ser classificados como leveduras, fungos leveduriformes, fungos filamentosos e fungos dimórficos. Esses organismos são eucarióticos, e algumas vias metabólicas são semelhantes às de células humanas, como as vias de produção energética, a síntese das proteínas e a divisão celular, cada um com sua singularidade.

Fármacos quimioterápicos e vacinas

Uma característica dos fungos é que na membrana citoplasmática está presente o ergosterol, ao passo que nas membranas dos animais é encontrado o colesterol. Essa característica possibilita que um dos alvos terapêuticos dos fármacos antifúngicos se concentre no processo de síntese do ergosterol (Rang et al., 2016). Outro alvo terapêutico muito comum desses fármacos está na síntese das glucanas (polissacarídeos estruturais), pois, envolvendo as células dos fungos, além da membrana plasmática, existe uma parede celular composta principalmente de quitina e outras glucanas.

As infecções fúngicas vêm aumentando juntamente com a evolução da medicina. Fungos que antigamente apresentavam pouca importância patogênica vêm adquirindo relevância nos últimos tempos, como diversas espécies de *Candida* spp. Podemos citar alguns fungos recorrentes na prática clínica, como *Cryptococcus neoformans* (meningite fúngica), *Candida albicans* (candidíase) e *Aspergillus fumigatus* (aspergilose pulmonar).

As infecções causadas por fungos podem ser tanto superficiais (externas) quanto sistêmicas (Figura 6.5). Alguns fungos, como *Candida* spp., causam desde infecções superficiais, como nas mucosas e na pele, até aquelas que afetam tecidos mais profundos, em casos de infecções sistêmicas (candidíase sistêmica).

Figura 6.5 – Classificação de doenças fúngicas

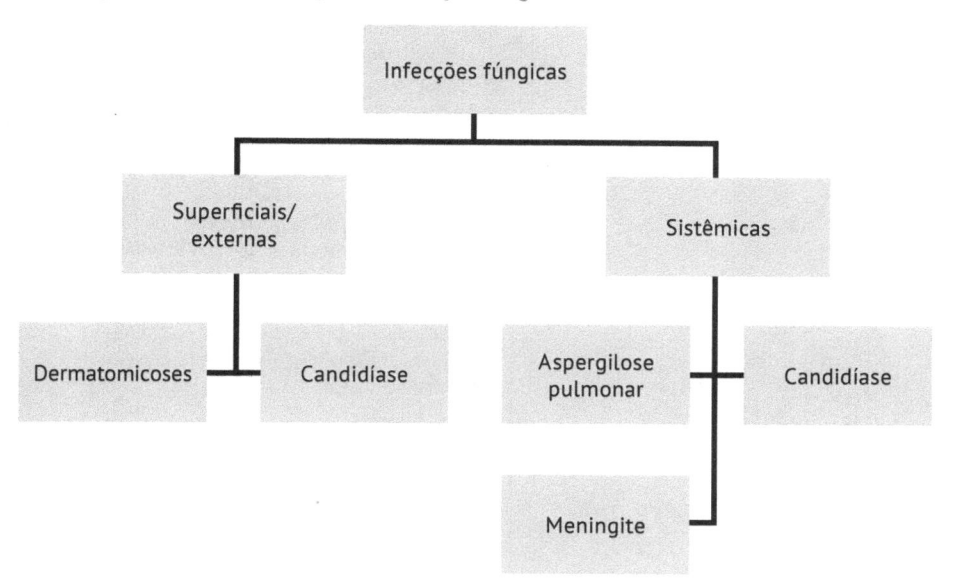

```
                    Infecções fúngicas
                    /              \
        Superficiais/              Sistêmicas
          externas
          /      \                 /      \
Dermatomicoses  Candidíase   Aspergilose  Candidíase
                              pulmonar
                                 |
                             Meningite
```

Os fungos geralmente não são patógenos primários por apresentarem uma baixa virulência. A maior parte das infecções fúngicas é decorrente da queda na atividade imunológica do indivíduo, causada por uma patologia ou até mesmo pelo uso de alguns tipos de medicamentos. Dessa forma, a patogenicidade causada pelos fungos pode mudar de acordo com a atividade imunológica, variando com as características de cada hospedeiro.

Os agentes antifúngicos (Quadro 6.4) atuais podem ser classificados em dois grupos: o primeiro, composto de ocorrência natural, são os polienos e as equinocandinas; e o segundo tem origem sintética, incluindo os azóis e as pirimidinas fluoradas. Como muitas infecções são externas, diversas preparações farmacêuticas são tópicas. Muitos antifúngicos são bastante tóxicos e, quando se faz necessário o tratamento sistêmico, têm de ser usados frequentemente sob supervisão médica estrita.

Quadro 6.4 – Classificação dos antifúngicos e seus mecanismos de ação

Fármaco	Mecanismo de ação
Polienos	
Anfotericina B	Interferência na permeabilidade da membrana plasmática em razão de especificidades desses fármacos pelo ergosterol, alterando as funções de transporte ao formar grandes poros na membrana. O centro hidrofílico da molécula cria um canal iônico transmembrana, causando graves alterações no equilíbrio iônico, incluindo a perda de K^+ intracelular.
Nistatina	Mecanismo semelhante ao da anfotericina B.
Azóis	
Cetoconazol	Inibição da enzima fúngica 3A do citocromo P450, da lanosina 14α-desmetilase, que é responsável pela conversão do lanosterol em ergosterol; a depleção resultante de ergosterol altera a fluidez da membrana, o que interfere na ação das enzimas associadas à membrana, resultando na inibição da replicação.
Econazol	
Fluconazol	
Fenticonazol	
Isavuconazol	

(continua)

Fármacos quimioterápicos e vacinas

(Quadro 6.4 – conclusão)

Fármaco	Mecanismo de ação
Itraconazol	
Miconazol	
Posaconazol	
Tioconazol	
Voriconazol	
Equinocandinas	
Anidulafungina	Inibição da síntese de 1,3-β-glicano, um polímero de glicose necessário à manutenção da estrutura da parede celular fúngica.
Micafungina	
Caspofungina	
Outros antifúngicos	
Flucitosina	A flucitosina é convertida no antimetabólito 5-fluorouracila nas células fúngicas, porém não nas humanas. A 5-fluorouracila inibe a timidilato sintetase e, portanto, a síntese de DNA.
Terbinafina	Inibição seletiva da enzima esqualeno epoxidase, que está envolvida na síntese do ergosterol a partir do esqualeno na parede celular fúngica. O acúmulo de esqualeno na célula é tóxico para o microrganismo.

A anfotericina, ou anfotericina B, é uma mistura de substâncias antifúngicas derivadas de culturas de *Streptomyces*. É um fármaco ativo contra a maioria dos fungos e leveduras e, em alguns tratamentos de infecções causadas por *Aspergillus* e *Candida*, pode ser considerado padrão-ouro no tratamento. Porém, devemos ressaltar que o efeito adverso mais grave e comum da anfotericina é a toxicidade renal, uma vez que, em mais de 80% dos pacientes que recebem esse fármaco, ocorre algum grau de redução da função renal.

A nistatina pode ser administrada por via oral, mas não é absorvida através das membranas mucosas ou da pele, e seu uso é limitado principalmente às infecções por *Candida* na pele, nas membranas mucosas e no trato gastrointestinal.

A maioria dos antifúngicos da classe dos azóis pode ser administrada por via oral. O fluconazol é bem absorvido e pode ser administrado por via oral ou intravenosa. O cetoconazol foi o primeiro azol que pôde ser administrado oralmente para tratar as infecções fúngicas sistêmicas, no entanto é tóxico. O itraconazol apresenta absorção variável pelo trato gastrointestinal, porém o uso intravenoso parece corrigir esse problema de absorção variável. Outros azóis, como o posacanazol e o voriconazol, são usados principalmente no tratamento de infecções fúngicas invasivas que ameaçam a vida dos indivíduos, como a aspergilose.

6.3 Antivirais

As infecções por vírus são as principais causas de morbidade e de mortalidade no mundo. Esses microrganismos, diferentemente das bactérias, dos fungos e dos parasitos, são estruturas acelulares e, no exterior das células, não têm vida. Os vírus são formados por DNA e/ou RNA, além de uma estrutura proteica que os envolve, chamada de *capsídeo*.

A ação dos vírus no organismo humano é proveniente do metabolismo celular, ou seja, são microrganismos intracelulares obrigatórios. Eles utilizam o metabolismo celular para se replicarem, e alguns deles podem até integrar fragmentos do próprio DNA ao DNA do hospedeiro, possibilitando que sintomas clínicos reapareçam sem que seu hospedeiro seja exposto novamente ao vírus. São exemplos de vírus que causam infecções em seres humanos: adenovírus (doenças respiratórias), papilomavírus (HPV), herpesvírus (herpes), influenzavírus (gripe), rabdovírus (raiva) e togavírus (rubéola).

6.3.1 Estrutura dos vírus

Os vírus são microrganismos acelulares cuja estrutura é relativamente simples, uma vez que é formada basicamente por proteínas e ácido nucleico. As proteínas formam um envoltório denominado *capsídeo*, estrutura que é formada por diversos capsômeros e pode ser utilizada como forma de classificação dos vírus (Figura 6.6). De acordo com a simetria do vírus, podemos classificá-los em helicoidais, icosaédricos, envelopados e complexos.

Figura 6.6 – Estruturas virais

Tipos de vírus

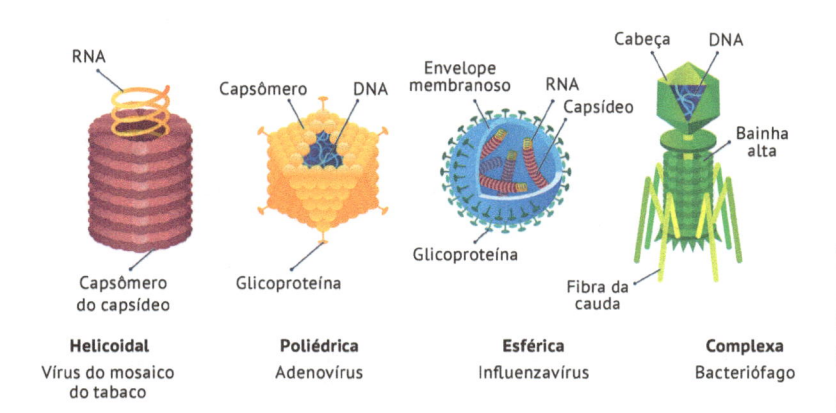

Helicoidal	Poliédrica	Esférica	Complexa
Vírus do mosaico do tabaco	Adenovírus	Influenzavírus	Bacteriófago

A principal função do capsídeo é proteger o material genético, que normalmente é de apenas um único tipo (DNA ou RNA), apesar de alguns vírus contarem com os dois tipos – o citomegalovírus, por exemplo. Os vírus apresentam um genoma bastante diferenciado, existindo organismos com DNA de fita dupla, DNA de fita simples, RNA de fita dupla ou RNA de fita simples. O ácido nucleico dos vírus codifica a informação genética para a síntese de todas as proteínas.

6.3.2 Principais fármacos antivirais utilizados na clínica

Em razão da ação dos vírus no organismo humano, onde esses microrganismos se aproveitam das vias metabólicas para agir, é muito difícil encontrar fármacos que atuem de maneira específica e efetiva contra eles. Cabe ressaltar que, pela complexidade da ação desses fármacos, muitos ainda não têm mecanismo de ação bem elucidado. Muitos fármacos antivirais têm sua ação farmacológica baseada na inibição da síntese ou na regulação viral apenas de seus ácidos nucleicos.

Quadro 6.5 – Fármacos antivirais e seus mecanismos de ação

Fármacos antivirais	Alvos	Mecanismo de ação
Abacavir, didanosina, estavudina, lamivudina, zidovudina e tenofovir	Inibidores nucleosídicos da transcriptase reversa	Inibem a enzima transcriptase por incorporação à cadeia de DNA do vírus, tornando-a defeituosa e impedindo sua duplicação.
Efavirenz, etravirina e nevirapina	Inibidores não nucleosídicos	Inibem a enzima transcriptase incorporando-se à cadeia de DNA do vírus, diminuindo sua replicação.
Darunavir, fosamprenavir, indinavir, ritonavir, saquinavir, tipranavir e lopinavir	Inibidores da protease	Para o vírus se tornar infeccioso, é necessário que ele produza novas proteínas virais. Esses inibidores bloqueiam a protease e interferem em sua ação, inibindo a produção de novos vírus HIV.
Aciclovir, penciclovir, foscarnete e cidoforvir	Inibidores da DNA-polimerase	Inibem a síntese do DNA viral e interrompem o alongamento de sua cadeia.
Enfuvirtida e maraviroc	Inibidores da fusão do HIV	Impedem o vírus de se ligar e entrar nos linfócitos do tipo CD4.
Intérferons, palivizumabe e imunoglobulina	Imunomoduladores	Ativam cascatas de sinalização que levam à produção de proteínas antivirais, entre as quais a proteinocinase R, que impede o mecanismo de tradução nas células infectadas pelos vírus.
Zanamivir, oseltamivir, rimantadina e amantadina.	Inibidores da liberação e desmontagem viral	Inibem a neuraminidase do vírus da influenza, fazendo com que os vírions recém-sintetizados permaneçam fixados à célula hospedeira.

Entre os mecanismos mais conhecidos dos fármacos antivirais (Quadro 6.5), podemos classificar sua ação quanto ao bloqueio da ligação do vírus, à inibição da síntese de DNA/RNA, à inibição da síntese proteica, à inibição da liberação de vírus, à inibição de vírus não encapsulado e ao estímulo imunológico.

6.4 Antiparasitários

Os antiparasitários ou anti-helmínticos são uma classe de medicamentos utilizada para tratar afecções causadas por parasitos ou helmintos. As doenças provocadas por um parasito são conhecidas como *parasitoses* ou *doenças parasitárias*. De acordo com a parte do corpo que o hospedeiro acomete, os parasitos podem ser classificados como (Keiser; Ingram; Utzinger, 2011):

- **Ectoparasitas**: parasitos que acometem a parte exterior do hospedeiro.
- **Endoparasitas**: parasitos que acometem o interior do hospedeiro.
- **Hemoparasitas**: parasitos que vivem na corrente sanguínea do hospedeiro.

As três principais classes de parasitos estão descritas a seguir:

1. **Protozoários**: são organismos unicelulares microscópicos capazes de se multiplicarem dentro do organismo humano, geralmente nos intestinos, e cuja transmissão ocorre habitualmente pela via fecal-oral. A ocorrência de protozoários na corrente sanguínea dos humanos se dá por meio dos artrópodes (mosquitos e moscas, por exemplo).

Quadro 6.6 – Exemplos de protozoários e das doenças causadas

Protozoários	Doenças
Giardia lamblia	Giardíase
Toxoplasma gondii	Toxoplasmose
Trypanosoma cruzi	Doença de Chagas
Leishmania donovani (L. mexicana e L. major)	Leishmaniose
Trichomonas vaginalis	Tricomoníase

2. **Helmintos**: são organismos multicelulares grandes, ou seja, geralmente visíveis a olho nu em seus estágios adultos. Habitam a natureza ou o interior de seus hospedeiros. Uma característica é que, na forma adulta, os helmintos não conseguem multiplicar-se no organismo humano.

Quadro 6.7 – Exemplos de helmintos de acordo com os grupos e as doenças causadas

Helmintos	Doenças
Trematódeos	
Schistosoma mansoni	Esquistossomose
Fasciola hepatica	Fasciolíase hepática
Cestódeos	
Taenia solium e Taenia saginata	Teníase e cisticercose
Echinococcus granulosus	Hidatidose
Nematódeos	
Ancylostoma braziliense e Ancylostoma caninum	Larva migrans
Ascaris lumbricoides	Ascaridíase
Strongyloides stercoralis	Estrongiloidíase
Trichuris trichuiura	Tricuríase

3. **Ectoparasitas**: são organismos que se fixam na pele e permanecem por períodos longos, como carrapatos, piolhos e ácaros. Entre os ectoparasitas se incluem também os artrópodes sugadores de sangue, como mosquitos e moscas.

Quadro 6.8 – Exemplos de ectoparasitas e das doenças causadas

Ectoparasita	Nome popular	Doença
Pthirus capitis	Piolho	Pediculose
Pthirus pubis	Chato (piolho da púbis)	Infecção por piolhos da púbis
Sarcoptes scabiei	Ácaro	Escabiose; sarna humana
Amblyomma cajennense	Carrapato-estrela	Febre maculosa

No Quadro 6.9 constam os principais antiparasitários e os respectivos mecanismos de ação.

Fármacos quimioterápicos e vacinas

Quadro 6.9 – Fármacos antiparasitários e seus mecanismos de ação

Fármaco	Mecanismo de ação
Albendazol Mebendazol	Larvicida, ovicida e vermicida. Sua atividade anti-helmíntica ocorre por inibição da polimerização tubulínica, ocasionando alteração no nível de energia do helminto, incluindo esgotamento desta, o que imobiliza os helmintos e posteriormente o matam.
Tiabendazol	Embora o mecanismo de ação ainda não seja conhecido, age inibindo a enzima fumarato redutase mitocondrial e interfere na polimerização dos microtúbulos do parasita.
Cambendazol	É um pró-fármaco que, para produzir ação anti-helmíntica, é convertido em um benzimidazol ativo por meio dos processos metabólicos do animal hospedeiro.
Ivermectina	Apresenta ligação seletiva e com alta afinidade a canais de cálcio regulados pelo glutamato localizados nas células nervosas e musculares de invertebrados. Isso acarreta aumento da permeabilidade da membrana celular a íons cloreto e, em seguida, hiperpolarização da célula nervosa ou muscular e morte do parasita.
Praziquantel	Aumenta a permeabilidade celular aos íons de cálcio, provocando contrações fortes e paralisia da musculatura dos vermes, e perturba o metabolismo glicídico deles, ocasionando redução na captação de glicose e liberação aumentada de lactato.
Metronidazol	Interage com o DNA celular, inibindo a síntese do ácido nucleico e causando a morte.
Pamoato de pirantel	É um bloqueador neuromuscular despolarizante, provocando a contração súbita, seguida por paralisia, dos helmintos. Atua também como inibidor da colinesterase e estimulante ganglionar; os helmintos tornam-se incapazes de manter sua posição na luz intestinal e são expelidos do corpo pelas fezes por peristaltismo.
Nitazoxanida	Apresenta ação inibitória direta da enzima piruvato-ferredoxina oxidoredutase (PFOR), essencial para o metabolismo energético anaeróbico. Seu mecanismo ainda não está totalmente elucidado e é possível que este não seja o único modo de ação desse fármaco.
Levamisol	Promove inibição seletiva da atividade enzimática no músculo do verme, impedindo a conversão do fumarato em succinato, o que causa a paralisia do helminto.
Niclosamida	Promove inibição da fosforilação anaeróbica do difosfato de adenosina (ADP) pela mitocôndria do parasita, processo de obtenção de energia dependente da fixação de CO_2.
Oxamniquina	Embora o mecanismo não seja totalmente elucidado, ele parece estar relacionado com a capacidade de inibição irreversível da síntese dos ácidos nucleicos nos vermes.

6.5 Vacinas

Até aqui, neste capítulo, abordamos os diversos fármacos que têm ação contra diferentes microrganismos, como bactérias, vírus, fungos e parasitas. Quando vírus e bactérias invadem um organismo, esses microrganismos atacam as células e multiplicam-se. Essa invasão é um processo infeccioso que é causador de doenças.

As vacinas protegem de muitas doenças causadas por vírus e bactérias, diferentemente dos medicamentos antibióticos, que atuam inibindo o crescimento das bactérias ou matando esses microrganismos, e dos medicamentos antivirais, que agem na replicação dos vírus. As vacinas estimulam o sistema imunológico – também chamado de *sistema imunitário* ou *imune* –, produzindo anticorpos, um tipo de proteína que atua como agente de defesa contra microrganismos que provocam doenças infecciosas.

A proteção do organismo humano por meio dos anticorpos ocorre através da memória imunológica, que é a capacidade do sistema imune de "lembrar-se" dos antígenos com os quais o organismo teve contato anteriormente. Dessa forma, sempre que os agentes infecciosos entram em contato com o organismo, os anticorpos são produzidos. Para algumas doenças, as vacinas são tão eficientes que não deixam uma doença ocorrer mais de uma vez no mesmo indivíduo, como no caso do sarampo e da catapora. Para outras doenças, já são necessárias doses de vacinas de reforço, como no caso do tétano e da doença meningocócica.

A maioria das vacinas pode ser considerada eficaz, protegendo de 90% a 100% dos indivíduos imunizados. A não proteção pode estar vinculada a fatores como o tipo de vacina e a quantidade insuficiente de produção de anticorpos quando expostos a ela.

Fármacos quimioterápicos e vacinas

Quadro 6.10 – Doenças bacterianas e virais para as quais existem vacinas

Doenças bacterianas	Doenças virais
Difteria, tétano, coqueluche e outras infecções causadas por *Haemophilus influenzae* Tuberculose Doenças pneumocócicas Meningite	Febre amarela Hepatite B Poliomielite Sarampo, caxumba e rubéola Rotavírus Influenza HPV Hepatite A Catapora

Entre os tipos de vacinas, é possível encontrar:

- Atenuadas: contêm agentes infecciosos vivos, porém enfraquecidos.
- Inativadas ou subunidades: contêm agentes infecciosos mortos, alterados, ou apenas fragmentos deles.
- RNA mensageiro: contêm um RNA mensageiro do antígeno.

Independentemente do tipo de vacina, todas são chamadas de *antígenos*. Elas têm a capacidade de reduzir ao máximo o risco de infecção, ao estimular o sistema imune a produzir anticorpos, de forma análoga àquilo que acontece quando o organismo humano é exposto a vírus e bactérias, porém sem causar doença. As vacinas atenuadas podem produzir efeitos adversos semelhantes aos provocados pela doença, por exemplo, febre. Contudo, em pessoas com o sistema imunológico sem nenhum comprometimento, isso é muito raro e, quando ocorre, os sintomas são brandos e de curta duração.

Quando a vacina de RNA mensageiro é aplicada no organismo, as células usam a informação genética do RNA mensageiro para produzir o antígeno, que se espalha pela superfície delas. Nesse local, ele é reconhecido pelo sistema imunológico, que interpreta que aquela proteína não faz parte do organismo e, a partir disso, começa a produzir anticorpos contra esse antígeno.

As vacinas inativadas não chegam a produzir condições semelhantes às doenças, uma vez que "enganam" o sistema imune, em virtude do fato de este reconhecer que existe o agente infeccioso, que, no entanto, está morto ou presente apenas em forma de partículas, desencadeando o processo imunitário.

O Brasil ofereceu em 2020, em seu calendário de imunização, 15 vacinas oferecidas de maneira gratuita à população, todas recomendadas pela Organização Mundial da Saúde (OMS), tais como a de BCG; a de HPV (vírus do papiloma humano); a pneumocócica, contra pneumonia; a meningocócica C, contra meningite; a de febre amarela; a VIP/VOP (vacina inativada e vacina oral poliomielite); a de hepatite B; a penta (vacina adsorvida difteria, tétano, hepatite B-recombinante, *Haemophilus influenzae* b – conjugada e pertussis); a de rotavírus; a de influenza na sazonalidade; a de hepatite A; a tetra viral (varicela-catapora, sarampo, caxumba e rubéola); a tríplice viral (sarampo, caxumba e rubéola); a dupla adulto (difteria e tétano); e dTpa (difteria, tétano e coqueluche).

Quadro 6.11 – Categorias de vacinas e suas características

Vacinas bacterianas	Vacinas virais
Vivas atenuadas: geralmente são termossensíveis e liofilizadas, podendo ser congeladas. **Inativadas ou proteínas purificadas**: normalmente são muito estáveis; se contiverem adjuvantes, podem ser sensíveis ao congelamento. **Polissacarídeos**: razoavelmente estáveis; se liofilizados, podem ser congelados. **Polissacarídeos conjugados**: a estabilidade depende da possibilidade de hidrólise do conjugado; quando liofilizados, podem ser congelados; se líquidos, provavelmente não.	**Vivas atenuadas**: geralmente são termossensíveis; usualmente podem ser congeladas e devem ser protegidas da luz. **Inativadas ou proteínas purificadas**: normalmente são muito estáveis a 37 °C; com a presença de adjuvantes, podem ser sensíveis ao congelamento.

O efeito térmico pode afetar a estrutura proteica, interferindo na qualidade do produto. A variação da temperatura pode afetar também a formulação da vacina, causando, por exemplo, a precipitação de uma proteína que deveria ser solúvel no meio para a realização da administração da vacina. Para os produtos biológicos, as temperaturas de armazenagem e transporte são extremamente importantes na manutenção da qualidade do produto ao longo de sua vida útil.

Fármacos quimioterápicos e vacinas

Síntese

Neste capítulo, você conheceu os diferentes fármacos capazes de atuar com os diferentes microrganismos, entre os quais se incluem bactérias, vírus, fungos e parasitas. Vimos as diferentes ações desses fármacos sobre os organismos e seus mecanismos de ação. Esses fármacos contribuem diretamente para combater os processos infecciosos, colaborando para o aumento da sobrevida da população mundial. Por fim, tratamos das vacinas, que, em vez de atuarem no processo infeccioso, agem na prevenção de doenças causadas por vírus e bactérias. Este capítulo é fundamental para a compreensão dos efeitos farmacológicos dos fármacos com efeitos quimioterápicos e da importância da vacinação no processo saúde-doença.

Questões para revisão

1. Quais são as diferentes formas de ação dos fármacos antimicrobianos?

2. Avalie a seguinte afirmação: "Medicamentos antimicrobianos ou antibióticos são fármacos que podem ser utilizados para o tratamento de bactérias, fungos e vírus."
    a. Verdadeira.
    b. Falsa.

    Justifique sua resposta.

3. Qual das alternativas a seguir corresponde a uma doença para a qual **não** existe vacina?
    a. HPV.
    b. Tuberculose.
    c. Hepatite C.
    d. Meningite.

4. Assinale a alternativa que corresponde a um fármaco com efeito antiparasitário:
   a. Amoxicilina.
   b. Penicilina.
   c. Albendazol.
   d. Aciclovir.

5. Os vírus são microrganismos acelulares cuja estrutura é relativamente simples, uma vez que é formada basicamente por proteínas e ácido nucleico. Assinale a alternativa correta sobre o nome do envoltório formado por proteínas presente no vírus:
   a. Capsômero.
   b. Capsídeo.
   c. Dendrímero.
   d. Colágeno.

Questões para reflexão

1. Escolha três antimicrobianos e pontue em qual etapa do desenvolvimento da bactéria esse fármaco atua.
2. Diferencie a ação dos fármacos antimicrobianos da ação dos antirretrovirais e dos antiparasitários.
3. A vacina apresenta efetividade? Justifique sua resposta.
4. Quais são os principais mecanismos dos fármacos antiparasitários?

Para saber mais

GUIMARAES, D. O.; MOMESSO, L. da S.; PUPO, M. T. Antibióticos: importância terapêutica e perspectivas para a descoberta e desenvolvimento de novos agentes. **Química Nova**, São Paulo, v. 33, n. 3, p. 667-679, 2010.

Nesse estudo, os autores demonstram a importância da pesquisa de antibióticos, considerando que a necessidade deles para o tratamento de diversas doenças é contínua. Descrevem ainda como os produtos naturais podem colaborar para o desenvolvimento de novos agentes antimicrobianos.

GUIMARÃES, R. Vacinas anticovid: um olhar da saúde coletiva. **Ciência & Saúde Coletiva**, v. 25, n. 9, p. 3579-3585, 2020.

Nesse artigo, Reinaldo Guimarães discute a complexidade de uma pandemia e analisa a importância do desenvolvimento de novas vacinas, com uma abordagem sobre segurança e eficácia e a contribuição para a saúde coletiva.

SILVA, M. O. da; AQUINO, S. Resistência aos antimicrobianos: uma revisão dos desafios na busca por novas alternativas de tratamento. **Revista de Epidemiologia e Controle de Infecção**, v. 8, n. 4, p. 472-482, out.-dez. 2018.

Nesse artigo, Moisés da Silva e Simone Aquino realizam uma revisão bibliográfica sobre a antibioticoterapia, os perigos e os avanços observados, bem como sobre a importância do uso correto dos antibióticos do ponto de vista da epidemiologia.

Considerações finais

Compreender os processos que envolvem o uso dos fármacos é fundamental para quem é estudante ou profissional da área da saúde, pois a farmacoterapia é um importante recurso terapêutico na recuperação dos agravos da saúde. O entendimento das características dos fármacos, como eficácia, segurança, interações medicamentosas, farmacocinética, farmacodinâmica e frequência de doses, tem um papel relevante no tratamento, na prevenção, no diagnóstico e no controle de sinais e sintomas de doenças, devendo-se considerar que, quando utilizadas de forma incorreta, essas substâncias podem até piorar a saúde do paciente.

Novos fármacos surgem todos os anos, muitos deles para doenças e alvos terapêuticos mais específicos, principalmente em virtude dos avanços nas áreas de farmacologia, biotecnologia e biologia molecular. Porém, mesmo com o desenvolvimento tecnológico, todos os fármacos têm em comum as etapas de farmacocinética e farmacodinâmica, essenciais na compreensão dos efeitos que lhes são atribuídos; assim, conhecer essas etapas é crucial para a atuação dos profissionais envolvidos.

Nesse contexto, faz-se necessário que o estudo dos fármacos durante a formação de um profissional da saúde seja realizado de maneira interdisciplinar, relacionando-se os conhecimentos adquiridos nas disciplinas de fisiologia, patologia, biologia molecular, genética, epidemiologia, entre outras, com os conteúdos da farmacologia.

Cabe enfatizar que fármacos são recursos terapêuticos eficientes no combate às diversas doenças que acometem a saúde humana. Sua utilização de modo correto minimiza os riscos associados e contribui para o uso racional dos medicamentos.

Referências

ADAMS, R. L.; BIRD, R. J. Review article: Coagulation Cascade and Therapeutics Update: Relevance to Nephrology. Part 1: Overview of Coagulation, Thrombophilias and History of Anticoagulants. Nephrology (Carlton), v. 14, n. 5, p. 462-470, Aug. 2009.

ALEXANDER, S. P. H. et al. The Concise Guide to Pharmacology 2019/20: Enzymes. British Journal of Pharmacology, v. 176, n. 51, p. S297-S396, Dec. 2019.

ANDREW, R.; IZZO, A. A. Principles of Pharmacological Research of Nutraceuticals. British Journal of Pharmacology, v. 174, n. 11, p. 1177-1194, June 2017.

ASSMANN, G.; GOTTO JR., A. M. HDL Cholesterol and Protective Factors in Atherosclerosis. Circulation, v. 109, n. 23, Suppl. 1, p. III-8-III-14, June 2004.

AUDI, E. A.; PUSSI, F. D. Isoenzimas do CYP450 e biotransformação de drogas. Acta Scientiarum. Biological Sciences, v. 22, p. 599-604, 2000.

BAHADORAN, Z. et al. A Brief History of Modern Endocrinology and Definitions of a True Hormone. Endocrine, Metabolic & Immune Disorders – Drug Targets, v. 19, n. 8, p. 1116-1121, 2019.

BARROSO, W. K. S. et al. Diretrizes Brasileiras de Hipertensão Arterial – 2020. Arquivos Brasileiros de Cardiologia, v. 116, n. 3, p. 516-658, 2021.

BELLER, E. M.; GEBSKI, V.; KEECH, A. C. Randomisation in Clinical Trials. Medical Journal of Australia, v. 177, n. 10, p. 565-567, Nov. 2002.

BLAIR, M. Diabetes Mellitus Review. Urologic Nursing, v. 36, n. 1, p. 27-36, Jan.-Feb. 2016.

BOREA, P. A. et al. Pharmacology of Adenosine Receptors: the State of the Art. Physiological Reviews, v. 98, n. 3, p. 1591-1625, May 2018.

BROHAN, J.; GOUDRA, B. G. The Role of GABA Receptor Agonists in Anesthesia and Sedation. CNS Drugs, v. 31, n. 10, p. 845-856, Oct. 2017.

BRUNTON, L. L.; HILAL-DANDAN, R.; KNOLLMANN, B. C. As bases farmacológicas da terapêutica de Goodman e Gilman. 13. ed. Porto Alegre: Artmed, 2018.

BUSS, P. M.; TEMPORÃO, J. G.; CARVALHEIRO, J. da R. (Org.). Vacinas, soros e imunizações no Brasil. Rio de Janeiro: Ed. da Fiocruz, 2005.

CALIXTO, J. B. Biodiversidade como fonte de medicamentos. Ciência e Cultura, São Paulo, v. 55, n. 3, p. 37-39, set. 2003.

CHAPMAN, M. J. Fibrates in 2003: Therapeutic Action in Atherogenic Dyslipidaemia and Future Perspectives. Atherosclerosis, v. 171, n. 1, p. 1-13, Nov. 2003.

DEAN, J.; KESHAVAN, M. The Neurobiology of Depression: an Integrated View. Asian Journal of Psychiatry, v. 27, p. 101-11, June 2017.

DEL CAMPO, S. C. M.; GRANADOS-SOTO, V. Opioids and Opiates: Pharmacology, Abuse, and Addiction. In: PFAFF, D. W.; VOLKOW, N. D. (Ed.). Neuroscience in the 21st Century: from Basic to Clinical. New York: Springer-Verlag, 2015. p. 1-33.

DEMORROW, S. Role of the Hypothalamic-Pituitary-Adrenal Axis in Health and Disease. International Journal of Molecular Sciences, v. 19, n. 4, p. 986, Mar. 2018.

FRANK, N. P.; LIEB, W. R. Seeing the Light: Protein Theories of General Anesthesia. 1984. Anesthesiology, v. 101, n. 1, p. 235-237, Jul. 2004.

GALE, A. J. Continuing Education Course #2: Current Understanding of Hemostasis. Toxicologic Pathology, v. 39, n. 1, p. 273-280, Jan. 2011.

GARCIA, D. A. et al. Parenteral Anticoagulants: Antithrombotic Therapy and Prevention of Thrombosis, 9th ed: American College of Chest Physicians Evidence-Based Clinical Practice Guidelines. Chest, v. 141, Suppl. 2, Feb. 2012.

GHELARDINI, C.; MANNELLI, L. D. C.; BIANCHI, E. The Pharmacological Basis of Opioids. Clinical Cases in Mineral and Bone Metabolism, v. 12, n. 3, p. 219-221, Sept-Dec. 2015.

GIOVANNITTI JR., J. A.; ROSENBERG, M. B.; PHERO, J. C. Pharmacology of Local Anesthetics Used in Oral Surgery. Oral and Maxillofacial Surgery Clinics of North America, v. 24, n. 3, p. 453-465, Aug. 2013.

GOLAN, D. E.; TASHJIAN, A. H.; ARMSTRONG, E. J. (Ed.). Princípios de farmacologia: a base fisiopatológica da farmacologia. 3. ed. Rio de Janeiro: Guanabara Koogan, 2014.

GOLAN, D. E.; TASHJIAN, A. H.; ARMSTRONG, E. J. (Ed.). Principles of Pharmacology: the Pathophysiologic Basis of Drug Therapy. Philadelphia: Lippincott Williams & Wilkins, 2011.

GOMEZ, R.; TORRES, I. L. da S. Farmacologia clínica. Rio de Janeiro: Elsevier, 2017.

GOTZSCHE, P. C. NSAIDs. BMJ Clinical Evidence, p. 1108, 2010.

GUIMARÃES, D. O.; MOMESSO, L. da S.; PUPO, M. T. Antibióticos: importância terapêutica e perspectivas para a descoberta e desenvolvimento de novos agentes. Química Nova, São Paulo, v. 33, n. 3, p. 667-679, 2010.

HACKER, M.; MESSER, W. S.; BACHMANN, K. A. Pharmacology: Principles and Practice. Cambridge: Academic Press, 2009.

HELKIN, A. et al. Dyslipidemia Part 1 – Review of Lipid Metabolism and Vascular Cell Physiology. Vascular and Endovascular Surgery, v. 50, n. 2, p. 107-118, Feb. 2016.

HINSON, J.; RAVEN, P.; CHEW, S. The Endocrine System. 2. ed. New York: Churchill Livingstone, 2010.

INSULL JR., W. The Pathology of Atherosclerosis: Plaque Development and Plaque Responses to Medical Treatment. The American Journal of Medicine, v. 122, Suppl. 1, p. S3-S14, Jan. 2009.

KACEW, S.; LOCK, S. Developmental Aspects of Pediatric Pharmacology and Toxicology. In: KACEW, S. (Ed.). Drug Toxicity and Metabolism in Pediatrics. Boca Raton: CRC Press, 2018. p. 1-14.

KATZUNG, B. G.; TREVOR, A. J. Farmacologia básica e clínica. 13. ed. Porto Alegre: AMGH, 2017.

KEISER, J.; INGRAM, K.; UTZINGER, J. Antiparasitic Drugs for Paediatrics: Systematic Review, Formulations, Pharmacokinetics, Safety, Efficacy and Implications for Control. Parasitology, v. 138, n. 12, p. 1620-1632, Oct. 2011.

LEE, Y.; RODRIGUEZ, C.; DIONNE, R. A. The Role of COX-2 in Acute Pain and the Use of Selective COX-2 Inhibitors for Acute Pain Relief. Current Pharmaceutical Design, v. 11, n. 14, p. 1737-1755, 2005.

LIGON, B. L. Penicillin: Its Discovery and Early Development. Seminars in Pediatric Infectious Diseases, v. 15, n. 1, p. 52-57, Jan. 2004.

LÓPEZ-MUÑOZ, F.; ALAMO, C. Monoaminergic Neurotransmission: the History of the Discovery of Antidepressants from 1950s until Today. Current Pharmaceutical Design, v. 15, n. 14, p. 1563-1586, 2009.

MILLER, W. L. The Hypothalamic-Pituitary-Adrenal Axis: a Brief History. Hormone Research in Paediatrics, v. 89, n. 4, p. 212-223, 2018.

OLOKOBA, A. B.; OBATERU, O. A.; OLOKOBA, L. B. Type 2 Diabetes Mellitus: a Review of Current Trends. Oman Medical Journal, v. 27, n. 4, p. 269-273, Jul. 2012.

PACCHIAROTTI, I. et al. The International Society for Bipolar Disorders (ISBD) Task Force Report on Antidepressant Use in Bipolar Disorders. American Journal of Psychiatry, v. 170, n. 11, p. 1249-1262, Nov. 2013.

PARÉ, P.; FEDORAK, R. N. Systematic Review of Stimulant and Nonstimulant Laxatives for the Treatment of Functional Constipation. Canadian Journal of Gastroenterology Hepatology, v. 28, n. 10, p. 549-557, Nov. 2014.

PARK, D. S.; FISHMAN, G, I. The Cardiac Conduction System. Circulation, v. 123, n. 8, p. 904-915, Mar. 2011.

PAWSON, P.; FORSYTH, S. Agentes anestésicos. In: MADDISON, J. E.; PAGE, S. W.; CHURCH, D. B. (Ed.). Farmacologia clínica de pequenos animais. Rio de Janeiro: Elsevier, 2010. p. 305-324.

PEDERSEN, M. E.; COCKCROFT, J. R. The Vasodilatory Beta-Blockers. Current Hypertension Reports, v. 9, n. 4, p. 269-277, Aug. 2007.

POCOCK, S. J. Clinical Trials: a Practical Approach. New York: John Wiley & Sons, 2013.

RANG, H. P. et al. G. Rang & Dale: farmacologia. 8. ed. Rio de Janeiro: Elsevier, 2016.

SATOSKAR, R. S.; REGE, N. N.; BHANDARKAR, S. D. Pharmacology and Pharmacotherapeutics. India: Elsevier India, 2020.

SCAGLIONE, F.; PETRINI, O. Mucoactive Agents in the Therapy of Upper Respiratory Airways Infections: Fair to Describe them Just as Mucoactive? Clinical Medicine Insights: Ear, Nose and Throat, v. 12, p. 1-9, Jan. 2019.

SHAMAY-TSOORY, S.; YOUG, L. J. Understanding the Oxytocin System and Its Relevance to Psychiatry. Biological Psychiatry, v. 79, n. 3, p. 150-152, Feb. 2016.

SHIN, J. M.; SACHS, G. Proton Pump Inhibitors. In: JOHNSON, L. R. (Ed.). Encyclopedia of Gastroenterology. USA: Elsevier, 2004. p. 259-262.

STRAND D. S.; KIM, D.; PEURA, D. A. 25 Years of Proton Pump Inhibitors: a Comprehensive Review. Gut and Liver, v. 11, n. 1, p. 27-37, Jan. 2017.

WHALEN, K.; FINKEL, R.; PANAVELIL, T. A. Farmacologia ilustrada. 6. ed. Artmed, 2016.

WILCOX, G. Insulin and Insulin Resistance. The Clinical Biochemist Reviews, v. 26, n. 2, p. 19-39, May 2005.

Respostas

Capítulo 1

Questões para revisão

1. *Farmacologia*, palavra originada da junção dos termos gregos *pharmakos* (droga) e *logos* (estudo), refere-se a ciência que estuda a ação e o efeito das drogas em organismos vivos e sua interação no sistema fisiológico.

2. Absorção, metabolização, distribuição e eliminação. Cada uma dessas etapas é fundamental: a absorção influência o modo pelo qual o fármaco vai entrar em contato com o organismo; a metabolização é essencial na modificação estrutural de fármacos, uma vez que os torna mais polares e, dessa forma, garante a excreção deles, além de reter boa parte da substância, diminuindo a toxicidade; a distribuição que ocorre pelo sangue é responsável por fazer o fármaco chegar a seu receptor; a excreção elimina o fármaco do organismo.

3. c
4. b
5. d

Capítulo 2

Questões para revisão

1. Os anestésicos locais bloqueiam a ação de canais iônicos na membrana celular neuronal, impedindo a neurotransmissão do potencial de ação. Por sua vez, os anestésicos inalantes atuam no sistema nervoso central (SNC) aumentando os sinais para os canais de cloreto (receptores Gaba) e os canais de potássio, enquanto deprimem as vias de neurotransmissão.

2. A diferença entre os ansiolíticos está no mecanismo de ação de cada classe, ou seja, há fármacos que agem pela inibição de Gaba, como é o caso dos benzodiazepínicos (alprazolam, clonazepam, lorazepam);

há fármacos que inibem a recaptação de serotonina, como é o caso dos antidepressivos (paroxetina, citalopram); e há os antidepressivos tricíclicos, que inibem a recaptação de serotonina-noradrenalina (imipramina).

3. Inibidores seletivos da recaptação de serotonina (ISRSs): citalopram, paroxetina; antidepressivos tricíclicos (imipramina, amitriptilina).
4. d
5. b
6. d

Capítulo 3

Questões para revisão

1. A renina catalisa a conversão de uma proteína plasmática chamada *angiotensinogênio* em uma outra proteína denominada *angiotensina I*. Uma enzima no soro chamada *enzima conversora de angiotensina* (ECA) converte a angiotensina I na proteína denominada *angiotensina II*. A angiotensina II atua por meio de receptores nas glândulas suprarrenais para estimular a secreção de aldosterona, que estimula a reabsorção de sal e água pelos rins e a constrição de pequenas artérias (arteríolas), o que causa um aumento na pressão sanguínea.

2. Os betabloqueadores diminuem a pressão arterial, reduzindo o débito cardíaco. Muitas formas de hipertensão estão associadas a um aumento no volume sanguíneo e no débito cardíaco. Portanto, a redução do débito cardíaco pelo bloqueio beta pode ser um tratamento eficaz para a hipertensão, especialmente quando o fármaco é usado em conjunto com um diurético.

3. c
4. b
5. a

Capítulo 4

Questões para revisão

1. Fator X.

2. A hematopoiese é o processo pelo qual nosso corpo produz glóbulos vermelhos, glóbulos brancos e plaquetas. Esse processo requer minerais e vitaminas e é regulado por fatores de crescimento hematopoiéticos que promovem a diferenciação e a maturação das células-tronco da medula para formar leucócitos, eritrócitos e plaquetas.

3. d

4. b

5. a

Capítulo 5

Questões para revisão

1. A produção de cortisol pelas glândulas suprarrenais é estimulada pelo hormônio adrenocorticotrófico (ACTH), que, por sua vez, é estimulado pelo hormônio hipotalâmico liberador de corticotropina (CRH).

2. Eles aumentam a expressão dos receptores β-adrenérgicos, fazendo crescer a frequência cardíaca e o volume de ejeção, e das proteínas desacopladoras da cadeia respiratória, que fazem com que os substratos metabólicos sejam queimados sem a produção de ATP. A falta de hormônios da tireoide em crianças causa atraso no desenvolvimento físico e mental.

3. b

4. b

5. c

Capítulo 6

Questões para revisão

1. De forma geral, os fármacos antimicrobianos têm ação bactericida (matam as bactérias) e bacteriostática (inibem o crescimento bacteriano).

2. b. Os antimicrobianos têm ação contra bactérias e fungos, porém não existe nenhuma evidência de sua efetividade em vírus.

3. a

4. c

5. b

Sobre os autores

Deborah Galvão Coelho da Silva

É farmacêutica generalista pelo Centro Universitário Campos de Andrade (2017) e mestre em Farmacologia com ênfase em doenças neurodegenerativas pela Universidade Federal do Paraná – UFPR (2019). Tem exercido a profissão farmacêutica e desenvolvido conteúdos relacionados à saúde para empresas privadas.

Vinícius Bednarczuk de Oliveira

É farmacêutico industrial pela Universidade Tuiuti do Paraná – UTP (2007). Tem mestrado e doutorado em Ciências Farmacêuticas com ênfase em fitoquímica e química de produtos naturais pela Universidade Federal do Paraná – UFPR (2012 e 2016, respectivamente). Desde sua formação, tem exercido pesquisas na área de fitoterapia em empresas tanto privadas quanto públicas, dedicando-se ao isolamento de substâncias químicas de produtos naturais com interesse farmacológico. É autor de artigos nacionais e internacionais, além de escrever a monografia da espécie vegetal *Solanum paniculatum* L., pertencente à Relação Nacional de Plantas Medicinais de Interesse ao Sistema Único de Saúde (Renisus), do Ministério da Saúde.

Impressão:
Agosto/2021